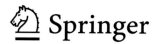

眼科活体
共聚焦显微镜
检查图谱

ATLAS OF CONFOCAL LASER
SCANNING IN-VIVO MICROSCOPY
IN OPHTHALMOLOGY

〔德〕R. F. 古特霍夫（R. F. Guthoff）
〔法〕C. 鲍德温（C. Baudouin）　　著
〔德〕J. 斯特夫（J. Stave）

石 磊 晋秀明 **主译**

温跃春 高 华 **审校**

中国科学技术大学出版社

安徽省版权局著作权合同登记号：第 12222113 号

First published in English under the title

Atlas of Confocal Laser Scanning In-vivo Microscopy in Ophthalmology

by R. F. Guthoff, C. Baudouin and J. Stave, edition 1.

© Springer-Verlag Berlin Heidelberg, 2006

This edition has been translated and published under licence from Springer-Verlag GmbH, DE, part of Springer Nature.

此版本仅限在中华人民共和国境内（不包括香港、澳门特别行政区及台湾地区）销售。

图书在版编目（CIP）数据

眼科活体共聚焦显微镜检查图谱/（德）古特霍夫（Guthoff R. F.），（法）鲍德温（Baudouin C.），（德）斯特夫（Stave J.）著；石磊，晋秀明主译. --合肥：中国科学技术大学出版社，2024.4

ISBN 978-7-312-05894-3

Ⅰ. 眼…　Ⅱ. ① 古…　② 鲍…　③ 斯…　④ 石…　⑤ 晋…　Ⅲ. 眼科检查—镜检　Ⅳ. R770.41

中国国家版本馆 CIP 数据核字（2024）第 053913 号

眼科活体共聚焦显微镜检查图谱

YANKE HUOTI GONGJUJIAO XIANWEIJING JIANCHA TUPU

出版	中国科学技术大学出版社
	安徽省合肥市金寨路 96 号,230026
	http://press.ustc.edu.cn
	https://zgkxjsdxcbs.tmall.com
印刷	合肥华苑印刷包装有限公司
发行	中国科学技术大学出版社
开本	710 mm×1000 mm　1/16
印张	12.5
字数	259 千
版次	2024 年 4 月第 1 版
印次	2024 年 4 月第 1 次印刷
定价	112.00 元

译者序

　　我初次接触眼科活体激光共聚焦扫描显微镜（以下简称"活体共聚焦显微镜"），还是在德国萨尔大学医学中心的时候。那是我第一次见到可以在活体状态下对角膜进行"活检"的机器，它让人们可以在细胞水平对疾病有更深入的认识。也是那时，我第一次接触了这本书，可以一边回顾病历资料一边与书里的图谱对照学习。回国之后，我所在的医院也有了共聚焦显微镜设备，但仍然需要一边查阅这本书一边和同事讨论患者的病情。于是我在和导师 Seitz 聊天时提及将本书翻译成中文的想法。因为本书的作者罗斯托克大学的 R. F. Guthoff 教授恰是导师的旧友，于是导师当即联系 Guthoff 教授。Guthoff 教授与另两位作者商讨后，非常愉快地决定授权我们翻译此书。

　　R. F. Guthoff 教授即是"罗斯托克角膜模块"的研发者。他和 J. Stave 教授带领团队研发的此模块加装于 HRT Ⅱ 后，与手动 z 轴驱动相结合，可以实现焦平面在角膜内的移动，使共聚焦显微镜可用于对活体角膜的显微检测，在角膜的任何深度都可以快速、可靠地观察其所有显微结构。

　　这项技术为研究者们打开了一扇新的大门，让我们意识到共聚焦显微镜在临床应用上具有更大的潜力，这破除了临床上在细胞和组织学层面观察的局限性，这无疑对角膜疾病的早期精准诊断大有裨益。

　　Guthoff 教授说，作为原书的作者，他们非常感谢中国的同道对共聚焦显微镜表现出的强烈兴趣，并很高兴能看到这项技术在中国也有了一席之地。

　　共聚焦显微镜大约 800 倍的放大倍率使临床上可以对角膜的复杂结构进行更深入的了解。同时，这也是首次可以在活体上对单个细胞进行辨认分析的技术，为更深入地了解角膜疾病的发病机制提供了新的研究途径。近年来,医学界对糖尿病神经病变的理解有了新的突破,发现糖尿病患者的角膜基底下神经丛的变化会早于其他任何的糖尿病相关的形态和功能改变,通过对此结构的观察就可以做到糖尿病的早期诊断。

Guthoff 教授也是此方法学领域的领军专家。本书从活体共聚焦显微镜的原理开始,讲解了其在体外的应用;在活体的应用方面展示了大量关于泪膜、角膜上皮层、角膜神经、前弹力层、角膜基质层、后弹力层、内皮细胞层、眼内晶体及虹膜、角膜缘组织、结膜、眼睑的生理及病理改变的图谱;在应用前景方面分析了青光眼手术及角膜接触镜佩戴者眼表改变的图谱;在非眼科应用方面,如皮肤、口腔黏膜及舌部、牙龈及牙齿等方面也做了一系列探索;此技术还可以应用于对活体实验动物浅表组织的检验检测。

本书由安徽省第二人民医院(安徽省眼科医院)石磊、浙江大学医学院附属第二医院眼科中心(浙江大学眼科医院)晋秀明负责主要翻译工作;安徽省第二人民医院(安徽省眼科医院)潘红飙、史春生、王勇,中国科学技术大学附属第一医院梁莉、吕华毅、汪星朦,山东第一医科大学附属眼科医院(山东省眼科医院)董沐晨,浙江大学医学院附属第二医院眼科中心(浙江大学眼科医院)苑克兰参与各章的翻译工作;全书由中国科学技术大学附属第一医院温跃春、山东第一医科大学附属眼科医院(山东省眼科医院)高华负责审稿。

本书可作为眼科专业的医生、技师临床检查及诊断的参考,尤其适用于眼前段疾病;也适合需要通过眼表形态观测,为其他疾病提供诊断依据的其他医生以及进行基础实验的科研工作者阅读。在分子生物学、基因组学和蛋白质组学成为生物医学研究前沿的时代,通过对体内微观形态学的观测,也可为疾病的诊断及治疗提供新的视野。

石　磊

2024 年 2 月 20 日

序

　　本书总结了我们在临床活体微观形态学这一全新领域的经验。基于共同的兴趣，我们与莫里斯（Maurice）、杰斯特（Jester）、伯恩（Bourne）、贝尔曼（Beuermann）、马斯特斯（Masters）、马瑟斯（Mathers）、塔尔（Thaer）等人达成长期合作，利用并结合最新的技术原理，如激光扫描、快速数字信号捕捉和处理以及图像稳定技术，推动生物显微镜的前沿发展。物理学家和工程师认真听取了临床医生的想法和愿景，将在全球拥有5000多名用户的海德堡视网膜断层成像系统用于视盘分析作为先决条件。正如Teruo Nishida所假设的那样，我们已经在"活体活检"的路上了。

　　本书体现了Rostock大学眼科和巴黎国立眼科医院临床医生和物理学家的共同努力。这两个团队都热衷于通过成像、测量和量化组织参数，将活体显微镜纳入临床决策过程，以实现快速准确的诊断，监测治疗效果，以找到患者康复的最佳途径。

　　在分子生物学、基因组学和蛋白质组学成为生物医学研究前沿的当今时代，活体微观形态学具有代替传统学科成为临床上下一个研究热点的潜力。

R. F. Guthoff

C. Baudouin

J. Stave

目　录

第1章　活体共聚焦显微镜原理

20 世纪 80 年代后期,随着活体共聚焦显微镜技术特别是视神经乳头和周边视网膜检查技术的发展,眼底显微结构的精确三维可视化成为可能[77,93]。现代数字图像处理技术能够无创、快速地在低照度条件下收集定量数据。在这种情况下,激光扫描检眼镜检查的精度取决于检测物体与光源和探测平面的共聚焦性。激光光源通过针孔光阑聚焦到物体上的一个点。反射的激光被分光器从入射激光光路中分离出来,并通过第 2 个共聚焦光阑偏转,然后到达光敏检测器。由于共聚焦设计,来自焦平面以外的光线被高度抑制,只有位于焦平面的物体层才能生成图像。为了建立一个垂直于设备光轴的二维(2D)图像,激光束必须逐点扫描样品,这是通过在光束路径中引入 2 个振动反射镜来实现的。图 1.1 给出了这一原理的示意图。通过焦平面的光学移动,可以获得被检测物体更深一层的图像,从而通过连续的图像系列建立一个数据立方体。

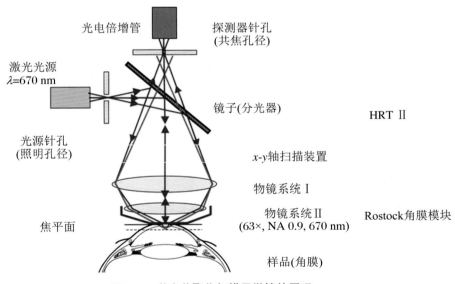

图 1.1　激光共聚焦扫描显微镜的原理

相比之下,用裂隙灯生物显微镜检查角膜时,可以看到基本垂直于角膜表面的放大倍数达×50 的光学切面;而在使用附加透镜(角膜内皮显微镜)观察内皮时,放大倍数可达 200 倍。现在常通过数字摄影技术记录检查结果。但由于散射光的比例过高,所有其他的细胞结构,如上皮细胞,无法运用这种技术成像。

只有采用如前面所述技术的共聚焦体眼显微镜,垂直于入射光路的光学层析成像才成为可能[7,11,12,37,55,86,87]。这种方法成像的内皮图像质量可以与内皮显微镜获得的相媲美。在这种情况下,最明显的散射光源是内皮细胞的细胞质,其会导致细胞边界看起来很暗,只有从焦平面反射的光才能形成图像。运用这种方法,基质、神经和角膜上皮中的细胞结构都可以在精细的光学切面中成像。

1.1   裂隙扫描技术

基于旋转 Nipkow 盘或串联裂隙扫描原理的技术最初用于眼前段的共聚焦显微镜检查。图 1.2 展示了这种类型的裂隙扫描显微镜,它以卤素灯为光源。这类显微镜可以在光学层厚度为 5~10 μm 的共聚焦剖面上成像,以对角膜进行评估。裂隙扫描[47,86,94]与余光照相机的视频速率同步,以每秒 25 帧[46,48]的速度产生清晰且不受运动影响的连续图像(图 1.3)。

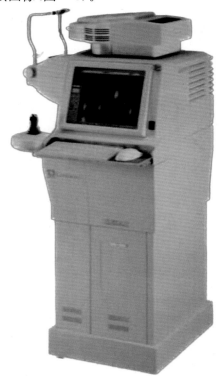

图 1.2   共聚焦裂隙扫描显微镜(共聚焦扫描 3 型)
(Nidek 技术,维贡扎,意大利)

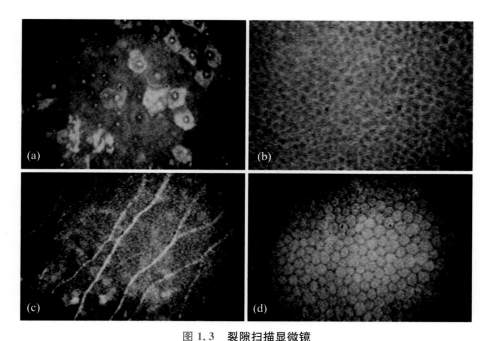

图 1.3　裂隙扫描显微镜

（a）浅层细胞；（b）基底细胞；（c）神经丛及角膜基质细胞；（d）内皮细胞

这种非接触式显微技术只有使用更快的图像采集技术才能最大限度地减小由于眼球运动而引起的三维图像失真。然而随着共聚焦平面沿着光轴（z 轴扫描）移动的速度增加，分辨率也在损失。凝胶与角膜的松散光学耦合（图 1.4）也影响了与角膜光学切片相关的深度信息的精度，从而限制了细胞结构的 3D 重建[57,65,78]。使用机电裂隙扫描技术也会产生系统误差，如图像亮度不均匀和图像失真。在单个图像采集过程中沿 z 轴的线性运动同样会产生在 z 轴方向上的失真。只有采用不受质量惯性影响的快速激光扫描系统，并结合在 z 轴扫描过程中逐步推进共聚焦平面的串行点栅技术，才能排除这些基本的误差来源。

1.2　激光扫描成像与测厚

作为共聚焦裂隙扫描显微镜的替代方案，罗斯托克眼科医院（德国）在一个已经商业化的激光扫描系统的基础上，开发了一个用于眼睛前段的激光共聚焦扫描显微镜。海德堡视网膜仪 Tomograph Ⅱ（HRT Ⅱ，德国海德堡工程公司）因其结构紧凑的优势而被选为这一数字角膜激光共聚焦扫描显微镜的基础设备。

在眼后节激光扫描眼底镜检查中，眼睛的屈光介质成为了光学成像系统的一

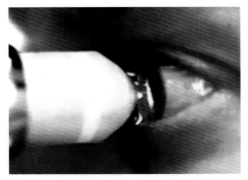

图 1.4   镜头与眼睛间的凝胶耦合（共聚焦扫描 3 型）

（Nidek 技术，维贡扎，意大利）

部分。在将这一技术应用于眼前节时，会在眼睛和设备之间放置一个高质量的显微镜透镜，形成一个直径小于 1 μm 的激光焦点。这就构成了一个高分辨率、高速、数字化的，可以用于活体角膜研究（图 1.5）的共聚焦激光扫描显微镜。角膜内的共聚焦图像平面的移动可以在显微镜头上手动实现，或通过 HRT Ⅱ 的内部自动 z 轴扫描功能来实现，因此可以在眼前段进行激光断层扫描。

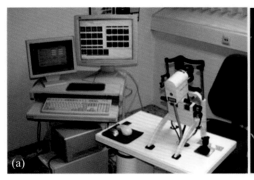
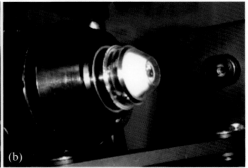

图 1.5   罗斯托克角膜模块

（RCM＋共聚焦激光扫描显微镜）

（a）利用独立的个人电脑、步进电机（x,y,z 扫描）和操纵杆实现
显微镜全自动控制的可行性研究；（b）RCM（接触式）及数码相机

这一技术可以快速、可靠地观察和评估角膜的所有显微结构，包括上皮、神经、角膜细胞以及内皮和球结膜，可以第一次在活体内以量化的可视化图像形式观测到树突细胞（或朗格罕氏细胞）[83,97]。基本上这一透镜系统适用于对任何可触及的体表的检测。因而，在眼科以外的领域也有应用潜力，例如，皮肤、舌头表面和口腔黏膜等。

HRT Ⅱ 基本装置改造为激光共聚焦显微镜后，其原有的青光眼视神经乳头评估功能被充分保留。适用于角膜扫描显微镜特殊要求的软件也开发出来了。该软件可通过内部 z 轴扫描在大约 80 μm 的距离上获取单个剖面图像、连续剖面图像和立体图像。该设备的数字化特性提供了良好的患者资料和图像数据管理手段，可以快速访问已有的检查数据，从而进行比对分析。

HRT Ⅱ加装了一个被称为罗斯托克角膜模块（RCM；J. Stave，实用型号编码 296 19 361.5，德国海德堡工程公司授权）的透镜系统附件，该模块与手动 z 轴驱动相结合，可以实现焦平面在角膜内的移动。这样在角膜任何深度的细胞层都可以成像，比如被选择作为内部自动 z 扫描的起始平面。在检查过程中，可以用彩色摄像机直观监测透镜与角膜是否无压且居中接触。

无菌包装的一次性接触元件（TomoCap）被用来保持角膜与显微镜间距离的稳定，它是由聚甲基丙烯酸甲酯（PMMA）制成的一种带有平面接触面的薄的帽状物，利用凝胶光学耦合到透镜上。通过泪膜或保护凝胶来实现光学耦合。TomoCap 配有一种带有小尖端的特殊的帽（图 1.6），它是在大鼠和兔子等动物实验工作中开发的。

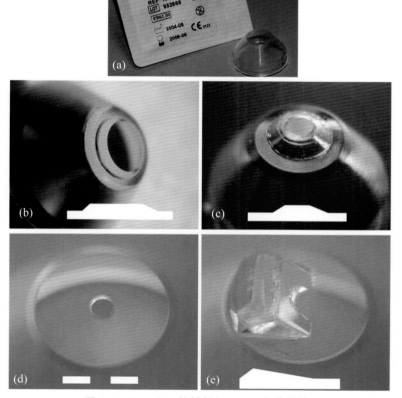

图 1.6 TomoCap 接触帽（Rostock 角膜模块）

（a）TomoCap；（b）（c）为动物实验准备的特殊接触帽；（d）前部带有凹陷的接触帽；（e）用于角膜倾斜成像的棱镜帽

共聚焦显微镜使用大口径的物镜汇聚微弱的激光反射光束和反射显微镜及荧光显微镜的固有光束,这使其甚至可以应用于较厚的组织,但通常需要采用浸润式物镜。显微镜的分辨率可以通过以下公式计算:

$$R = \frac{0.61\lambda}{NA}$$

其中,R 为分辨率,λ 为波长,NA 为物镜口径。

因此,使用的物镜(Zeiss×63/0.95 W , 670 nm,∞/0,Jena,Germany)和折射率为 $n = 1.350$($n_{\text{水}} = 1.330$)的卡波姆凝胶(Vidisic;Dr. Mann Pharma,Berlin,Germany)所得到的空间分辨率为

$$R = \frac{0.61 \times 0.670}{0.95} = 0.430\,(\mu m)$$

共聚焦显微镜的深度分辨率取决于可用光量、物镜孔径和检测器快门大小,HRT Ⅱ-RCM 深度分辨率为 1~2 μm。

图 1.7 显示显微镜通过一次性 PMMA 接触元件与角膜的耦合(Stave,GB 296 12 466.4/1996)。这一结构除了稳定显微镜和角膜之间的距离,获得角膜精确的光学深度数据(光学测厚)外,具有较高的折射率($n = 1.49$)的 PMMA 材质帽可在角膜前形成一个浸润结构,增大了物镜孔径,从而提高了分辨率。

物镜孔径可根据以下公式计算:

$$NA = n\sin\alpha$$

其中,α 为孔径角的一半。

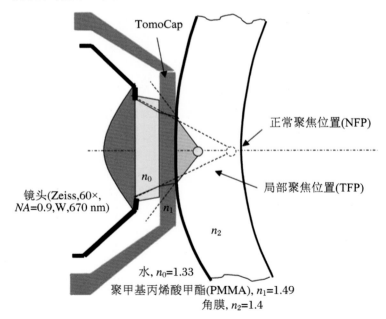

图 1.7　接触显微镜观察中 Rostock 角膜模块的 TomoCap® 的使用

由此可见,限制因素是所使用的接触介质的液体折射率(Vidisic;$n = 1.350$):使用液体浸入介质将 TomoCap PMMA 接触盘耦合到物镜上,在角膜前方形成浸入式夹层结构。根据 Snell 定律,当折射率高达 1.490 的 PMMA 材质的帽贴合到平均折射率为 1.44 的角膜上时,由于折射,焦点会向接触面移动,其结果是物镜孔径增加和分辨率提高,同时对比度也得到改善。

如图 1.8 所示,在液体介质均匀浸润的情况下,对于特定波长来说,物镜和浸润液的折射率非常接近。因此,从物点发出的光线可以不受损地通过浸润膜,被物镜所接收。所以说,光照强度决定了分辨率。

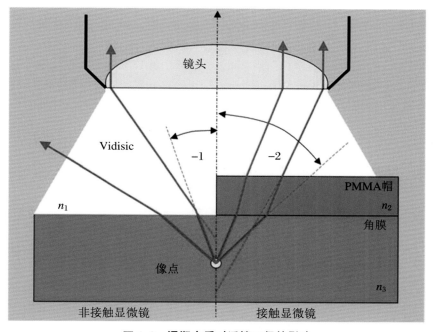

图 1.8　浸润介质对透镜口径的影响

在与高折射率 PMMA 帽耦合的特殊情况下,物镜孔径 n_2 系数增加了,从而使分辨率的极限达到了 $1/n_2$。因此,如使用 PMM 帽,浸水物镜(未配有 PMMA 帽的显微镜)在孔径方面的差异系数为 1.44,前提是用相同的孔径角接收光束。

此外,浸润层还能避免界面间的反射。

3D 成像模式的角膜的 2 个连续剖面图像之间的距离约为 $2~\mu m$,而 3D 图像由 40 个剖面图像组成,覆盖的深度范围为 $80~\mu m$。立体图像的采集时间为 6 s,每个单独剖面图像的记录时间为 0.024 s,在连续图像采集模式下,最多可以存储 100幅图像,帧率可变(每秒 1～30 帧),因此可以用于记录组织中的动态过程(例如巩膜中的血液流动)。当使用 RCM 将平面手动设置在所需深度时,例如设置到准分子激光原位磨镶术(LASIK)矫正屈光度之后的平面,图像几乎具有 100% 的成像视野,而且深度分布精确[43,58,59,91]。

从使用 HRT Ⅱ 开始,内部 z 扫描在图像之间的移动第一次以 z 轴步进的方式进行,即在采集一个剖面图像期间,z 轴设置保持不变。这是一项重大进步,是从 z 扫描平面生成无结构失真图像的先决条件。自此,重建无失真 3D 图像的关键前提得以实现[35]。

通过使用具有大孔径的短焦距浸润显微镜镜头来获得高倍率(Achroplan×63 W/NA 0.95/AA 2.00 mm,670 nm,Zeiss;或 LUMPLFL×60 W/NA 0.90/AA 2.00 mm,Olympus),蔡司显微镜镜头被设计了一种适合激光波长的特殊透光膜以优化图像质量。

借助位于 HRT Ⅱ 和显微镜镜头之间的附加镜头,扫描系统的视野(HRT Ⅱ 固定为 15°)被缩小到大约 7.5°,以便进行必要的放大(图1.9)。根据使用的显微镜镜头和附加镜头,接触式技术可获得 250 μm×250 μm、400 μm×400 μm 或 500 μm ×500 μm 等视野范围。干式显微镜镜头可用于非接触式工作,例如对泪膜成像[79]。

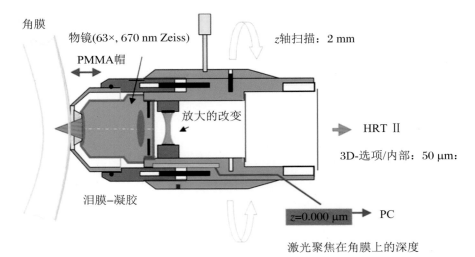

图 1.9　罗斯托克角膜模块(RCM)

HRT Ⅱ 的紧凑结构,使得共聚焦显微镜在活体上的应用更为简化,无论是用于监测患者还是在将显微镜头贴上角膜时,视野都很清晰。

可以通过彩色摄像机,在显微镜前对角膜进行精确的垂直定位,使其在微米范围内的定位更加便捷。将显微镜对准眼睛,通过观察角膜上反射的激光,使用者可以进行横向或垂直校正,从而使镜头与角膜的接触面恰好在光轴上(图1.10)。这样就采集到与表面平行的细胞结构的图像,也即采集的是横向截面图像。接触技术确保了显微镜和角膜之间距离的稳定。通过焦平面在角膜内的精确移动和对相对于(角膜表面)上皮细胞的深度位置的同时记录,使精确的角膜厚度测量成为可能(图1.11~图1.13)。

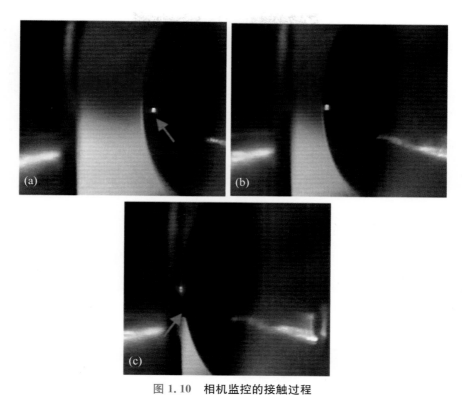

图 1.10　相机监控的接触过程

角膜上的激光反射(箭头所示),镜头/接触帽和角膜之间形成的浸润式凝胶连接(箭头所示)

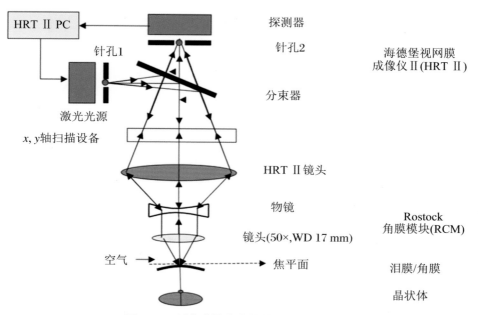

图 1.11　活体共聚焦非接触显微镜的原理

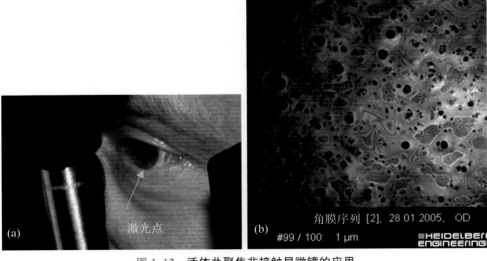

图 1. 12　活体共聚焦非接触显微镜的应用

（a）非接触性检查时,激光反射在角膜中心的位置;（b）泪膜图像示例（眼表有眼膏）

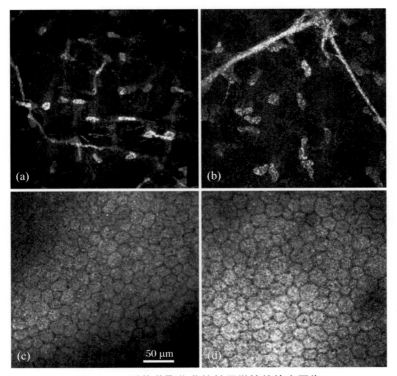

图 1. 13　活体共聚焦非接触显微镜的检查图像

（a）（b）角膜后基质层（角膜基质细胞/神经）;（c）（d）内皮细胞

1.3　活体共聚焦显微镜成像基础

激光光波构成了一个具有确定波长(λ)的电磁波,这种光波在穿过角膜时会发生变化,但是其中一部分能够毫无改变地通过所有界面层(传输)。由于各界面的折射率(n_D)不同,散射和折射会使波的方向发生改变,而光的散射是共聚焦显微镜中图像形成的基础。因为散射主要发生在光波的前进方向上,背向散射光非常微小,所以在共聚焦显微镜中,只有背向散射光能够用于成像[18]。角膜中存在诸多光散射界面,比如细胞质或细胞外液的交界处($n_D = 1.35 \sim 1.38$);富含脂质的细胞膜($n_D = 1.47$);细胞边界、细胞核膜和线粒体膜[77](图 1.14)。背向散射光的量则取决于光散射界面的表面结构,如粗糙表面的散射光是漫反射,而光滑结构上形成的是狭窄定向的散射锥。此外,共聚焦成像还受到产生散射的细胞器或细胞粒的数目及大小和方向的影响,如直径与激光波长相同数量级的物体显示 Mie 散射,而更小的分子则显示 Rayleigh 散射,其背向散射的程度比 Mie 散射大。在入射光束行经的路径上,细长形态的细胞器位置方向各不相同,形成了不同的点状截面,导致光出现不同程度的背向散射,高比例的细胞器增加了背向散射光的量[6,18]。

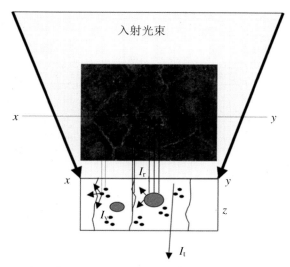

图 1.14　焦深范围内的逆向散射光强度累加形成共聚焦截面图像

z:焦深范围;I_r:逆向散射光强度;x,y:共焦截面;

I_v:前向散射光线;I_t:透射光线

1.4　非接触式共聚焦扫描显微镜

非接触式共聚焦扫描显微镜具有非接触高分辨率成像的优势,特别是针对泪膜[79]以及角膜深层结构,如角膜细胞和内皮细胞。这一优势对评估眼表伤口在细胞水平的愈合情况而言特别重要。

HRT Ⅱ-RCM 使用的非接触显微镜是用长焦干式物镜取代了接触帽的浸润式物镜。另外,除了对上述角膜结构成像外,超长焦和大孔径物镜的使用,也能显示活体的晶状体的显微结构,包括晶状体的后囊(图 1.15),同样可以对人工晶状体植入后的后发性白内障进行成像。

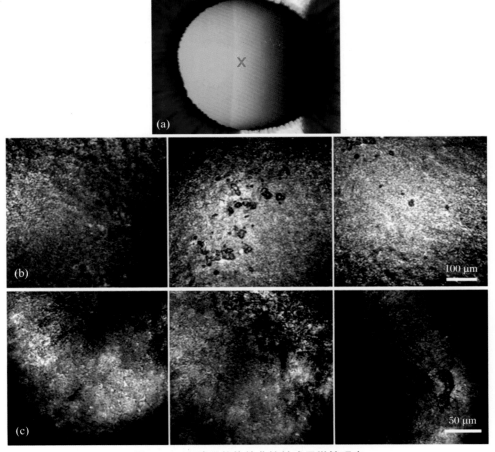

图 1.15　眼睛晶状体的非接触式显微镜观察
(a) 裂隙灯照片;(b) 晶状体前囊上皮细胞上的小缺损;(c) 后囊袋的组织结构

　　干式显微镜镜头 Nikon×50，0.45 CF Plan，SLWD（17 mm）与 RCM 和 HRT Ⅱ搭配使用是观察角膜结构的最有效方法。而对于观察晶状体/晶状体内结构，因为角膜的折射作用会产生额外的放大率，建议使用 Nikor×20，0.35 Plan，ELWD（14 mm）或 Nikor×10，0.21 L Plan，SLWD（17 mm）（图 1.16）。

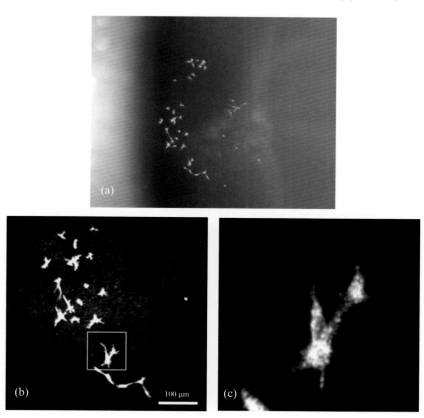

图 1.16　不同方式观察前囊袋的色素沉积

（a）裂隙灯照片；（b）共聚焦显微镜照片；（c）高倍率照片（手动激光强度调节）

　　在对泪膜进行成像时，需要降低激光功率，因为它的高反射率会导致 HRT Ⅱ 图像增强器的过度调制。目前 HRT Ⅱ的技术水平还不能自动做到这一点，并且在这方面的软件调整也不成功，而在干式物镜上使用可拆卸的中性玻璃滤光片已被证明对此非常有效（图 1.17）。该设备的快速连续成像功能可以记录下动态过程，如干眼症患者的泪膜破裂或使用眼膏、各种眼药水后泪膜发生的变化，并且能确定它们在泪膜中的存留时间。

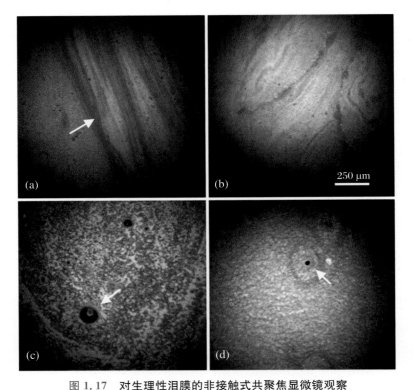

图 1.17   对生理性泪膜的非接触式共聚焦显微镜观察
（a）（b）睁眼后泪膜上出现的脂质条纹（箭头所示）；（c）泪膜中的气泡（箭头所示）；
（d）泪膜中的睑板腺表达物（箭头所示）

1.5   共聚焦荧光显微镜

使用染色剂来观察特定的解剖结构的方法为使用传统显微镜获得重要的信息提供了可能性，而在使用荧光显微镜或免疫组织化学技术时，情况更是如此。这些方法非常适用于对离体组织的功能状态研究，因此对活体显微镜检查也有意义。然而，在实时研究和选择合适的无毒的活体染色剂上，活体显微镜检查还面临一些问题。即便如此，在眼前节活体共聚焦荧光显微镜的道路上，科学家们已经迈出了成功的第一步。

海德堡视网膜血管成像仪 HRA Classic 和 HRA Ⅱ 都是为眼底荧光血管成像而开发的。经过加装 RCM 后，该设备用以进行荧光血管成像的激光就能够在眼前节平面上聚焦，这样就可以用荧光素钠（NaF）标记，再通过记录固有荧光或激发荧光来观察角膜和结膜的细胞结构。

　　图 1.18 所示的是 HRA 和 RCM 的组合示意图；图 1.19 显示了 HRA Classic 及其后继型号 HRA Ⅱ 与 RCM 组合成的共聚焦接触显微镜。

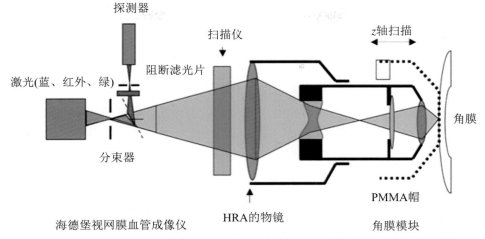

图 1.18　罗斯托克角膜模块(RCM)-海德堡视网膜血管成像仪(HRA)结合原理图
（荧光模式：氩激光蓝色线；反射模式：氩激光绿色线）

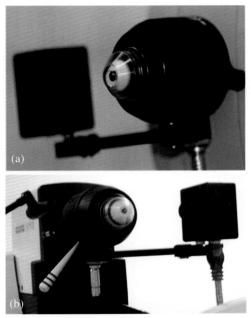

图 1.19　RCM-HRA 共聚焦荧光显微镜
（Heidelberg Engineering，德国）

（a）HRA Classic 与 RCM 结合（接触式）；（b）新型荧光视网膜血管成像仪 HRA Ⅱ 与 RCM 结合（接触式）

这个的作用原理与 HRT Ⅱ 的改动作用原理相同。例如,集成氩激光器发出的激光的波长可以通过 HRA 进行切换。因此,除了一个反射图像外(波长 514 nm,150 mW/m²),也可以用蓝色激光(波长 488 nm,1.5 W/m²)进行激发。通过加入阻断滤光片(500 nm),可以观察到 NaF 标记的细胞内结构的荧光(图 1.20～图 1.24)。非接触式荧光显微镜使用超长工作距离的干式物镜(Nikor×20,0.35,WD;Nikor×50,0.45,WD)。接触法使用了浸润式物镜(×63,Zeiss),与 HRT Ⅱ-RCM 的研究中一样,通过一个合成材料材质的 TomoCap® 经过其上皮侧的 PMMA 平面和保护凝胶(Vidisic)光学耦合到该物镜上。角膜染色用的是荧光素 SE Thilo 眼药水(Alcon,德国)。有 3 种不同的放大倍率可选择(接触式:150 μm×150 μm、250 μm×250 μm 和 400 μm×400 μm;非接触式:450 μm×450 μm、750 μm×750 μm 和 1200 μm×1200 μm)。利用这一设计,可以在活体情况下验证之前关于活体状态下角膜染色后的染色特征和分布空间的相关发现。

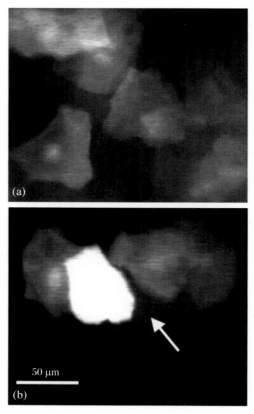

图 1.20   共聚焦荧光显微镜对猪角膜上皮细胞成像

(海德堡视网膜血管成像仪(HRA Ⅱ)-罗斯托克角膜模块(RCM))

(a) 表层细胞的自体荧光;(b)荧光着染的表层细胞(箭头所示)

　　图 1.21 是 HRA Ⅱ 配 RCM 的非接触荧光显微镜以及一位 LASIK 术后的女性患者的不同程度 NaF 染色的角膜上皮细胞的荧光图像。

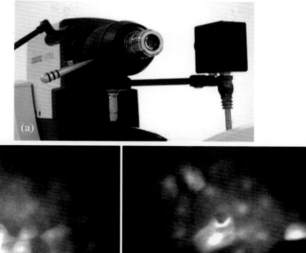

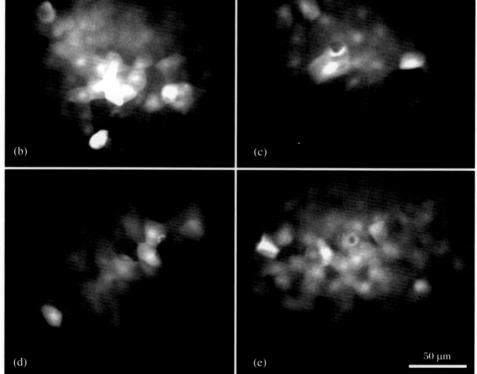

图 1.21　RCM-HRA Ⅱ 非接触式共聚焦荧光显微镜

（a）适用于 HRA Ⅱ 的 RCM（非接触式）；（b）～（e）激光原位角膜磨镶术（LASIK）后荧光素钠染色的上皮细胞的非接触显微镜成像

图1.22显示了多次接触受损接触帽后患者角膜的上皮细胞。

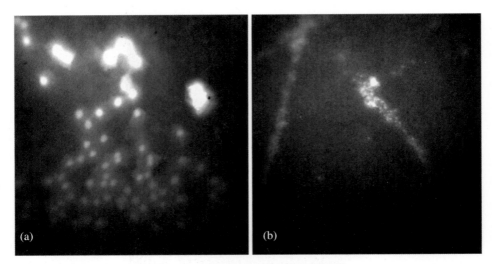

图1.22　非接触式共聚焦荧光显微镜
罗斯托克角膜模块（RCM）-海德堡视网膜血管成像仪（HRAⅡ）与
眼压计机械接触后的，荧光素钠染色（SE Thilo，Alcon，德国）的上皮（a）（b）

图1.23和图1.24显示了离体猪角膜药理损伤诱导和荧光素（Fluorescein SE Thilo，Alcon）染色试验系列的图像。

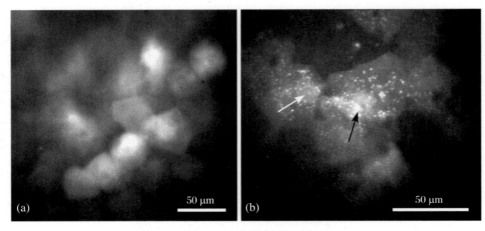

图1.23　猪眼表层细胞
经过药物破坏细胞膜和荧光素染色（SE Thilo，Alcon，德国），荧光素穿透
细胞膜（箭头所示）集中在细胞核附近，（a）治疗前；（b）治疗后

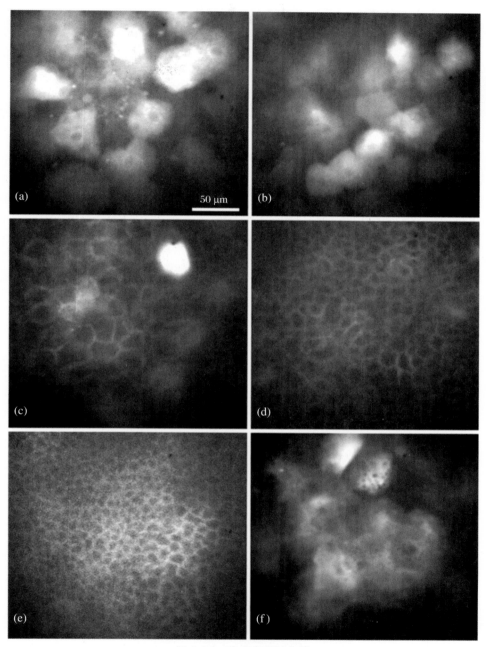

图 1.24　荧光素穿透角膜

（配有 RCM-HRAⅡ的接触式共聚焦显微镜（荧光素染色后的猪角膜：SE Thilo 染色 1 min；0.9％氯化钠冲洗），(a)(b) 表层细胞；(c)(d) 中间（翼）细胞；(e) 基底细胞；(f) 染色 60 min 后的表层细胞

（潘红飙　译）

第2章　角膜的大体解剖学

角膜上皮由 5～6 层有核细胞组成，可以根据功能和形态分为不同的 3 个区域：

- 表层细胞的正面直径约为 50 μm，厚度约为 5 μm。每 24 h 大约有 1/7 的细胞会脱落丢失，在脱落前，细胞质和细胞核的光学特性会发生变化。
- 中间细胞直径约为 50 μm，厚度约为 10 μm，这些细胞形成一个连续的多边形、翼状图案（翼细胞）。
- 柱状基底细胞有一个与前弹力层相连的平坦基底表面，正面高度约为 20 μm，正面直径为 8～10 μm，因为它们被定位在基底膜的特定位置上，所以可以与内皮细胞一样被准确计数（图 2.1）。

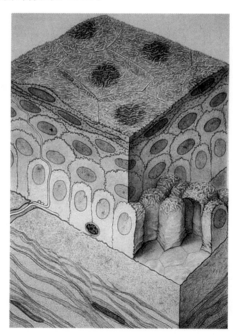

图 2.1　角膜上皮和其上的角膜基质示意图

（1）前弹力层

组织学上其与上皮基底膜明显不同，厚度为 10～16 μm，在光学显微镜下仍为无定形组织。在活体共聚焦显微镜下可以通过上皮下神经丛很好地界定它。

（2）基质层

占角膜总体积的 90%。95% 的基质层由无定形组织（糖蛋白，糖胺聚糖：硫酸可拉坦和硫酸软骨素）和胶原纤维组成，其余的 5% 由一种特殊的成纤维细胞——角膜基质细胞组成。除了神经之外，它们不规则形状的细胞核是共聚焦显微镜下角膜基质层唯一能检测到的清晰的散射强光（图 2.2）。

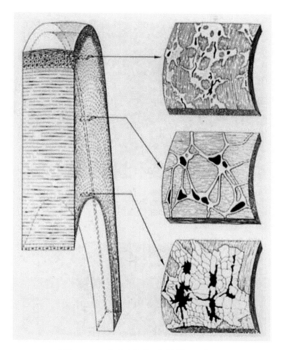

图 2.2　人角膜分层结构示意图

（角膜基质细胞形状各异的细胞核可在活体共聚焦显微镜下分辨）

角膜是人体内神经支配最密集的组织，它由眼神经终末支的 30～60 条脱髓鞘睫状神经支配。在角膜缘区域，可见这些白色、丝状结构。它们复杂的基质和上皮分支在裂隙灯显微镜下不可见，但在共聚焦显微镜下相对清晰。

（3）后弹力层

和前弹力层一样，在光学显微镜下为无定形组织，后弹力层应被视为内皮的基底膜，它的厚度是 6～10 μm，在共聚焦显微镜下，它可由易于辨认的内皮细胞来定位。

（4）内皮层

由大约 500 000 个六角形细胞组成，这些细胞直径约为 20 μm，厚度约为 5 μm，有大、扁平且居中的细胞核。高浓度的细胞器表明其代谢非常活跃。

（史春生　译）

第3章 活体共聚焦显微镜的体外应用

　　复合显微镜系统的体外共聚焦图像应用已经在现代科学技术中起到了不可或缺的作用。体外条件不仅能标准化和优化图像的采集过程来获得最佳的分辨率和对比度,而且对活体条件下相似结构的辨认和分析很有帮助。本章展示的血液成分、致病微生物和眼组织结构的病理样本图片,能够很好地展现在优化的实验条件下 RCM 系统的高分辨率。

3.1　血　液　成　分

　　图 3.1~图 3.4 展示了共聚焦显微镜在血液分析上的应用。

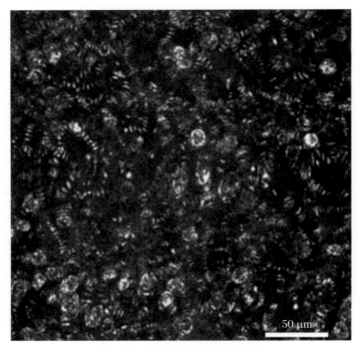

50 μm

图 3.1　体外血液(浓缩、钱串状)

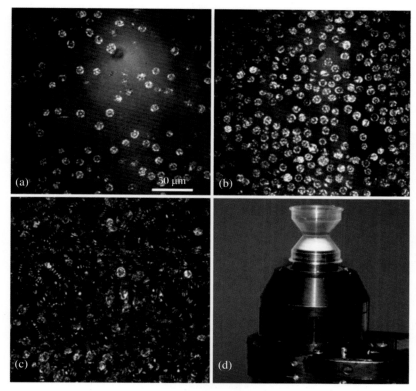

图 3.2　体内血液

（a）（b）（c）不同浓度的红细胞；（d）垂直成像通过 RCM-HRAⅡ（TomoCap®）

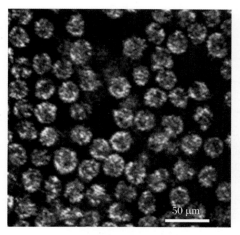

图 3.3　体内白细胞（稀释分离）

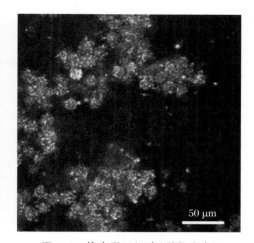

图 3.4　体内淋巴细胞（稀释分离）

3.2　致病微生物

致病微生物镜下图像见图 3.5~图 3.9。

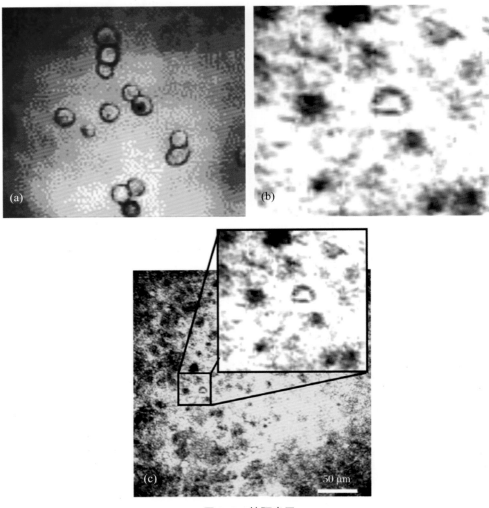

图 3.5　棘阿米巴

体外(a)和体内(b)共聚焦图像显示包囊(生命周期中包囊形态阶段),圆形,最大 10 μm,双层囊壁结构;(c)前基质(深度约 93 μm)的活体共聚焦图片,可见多处棘阿米巴包囊

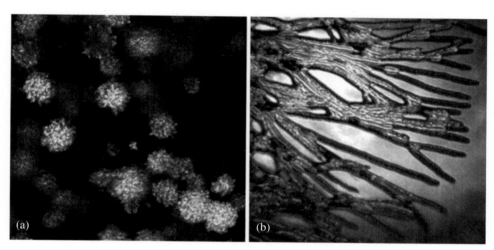

图 3.6　非接触共聚焦显微镜(Nikor×50 物镜)观察土曲霉

（a）分生孢子在头端高反光,尾部可见管状;(b) 非接触式共聚焦显微镜(Nikor× 20 物镜,土曲霉,图片显示琼脂内生长的真菌分支菌丝横断面)

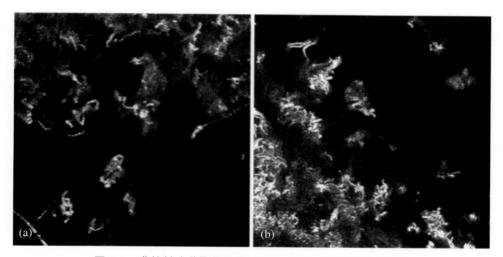

图 3.7　非接触式共聚焦显微镜(Nikor×50 物镜)观察黄青霉

应用非接触式物镜系统(Nikor×50)(培养物在在琼脂平面显示高反光刷子样结构,这些结构包括分生孢子的梗、分生孢子盘和分生孢子器)

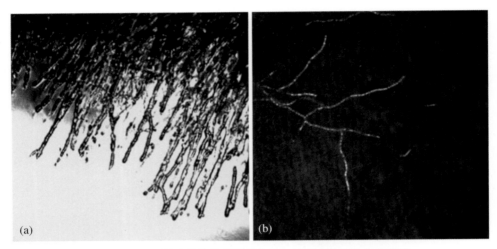

图 3.8　非接触式共聚焦显微镜(Nikor×50 物镜)观察黄青霉

（a）非接触物镜系统(Nikor×20,可见透明菌丝长入透明的琼脂)；（b）接触式共聚焦显微镜(长入琼脂的高反光透明菌丝)

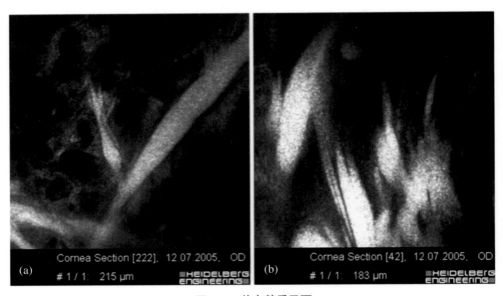

图 3.9　单个基质平面

聚焦深度为 180～220 μm,反射性混浊形成分支状针样图案

3.3　眼组织结构

眼组织结构的相关显微图像见图 3.10、图 3.11。

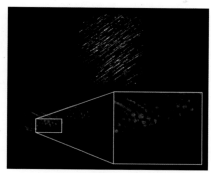

图 3.10　人晶状体纤维的二维图像和三维重建图像（体外接触模式）

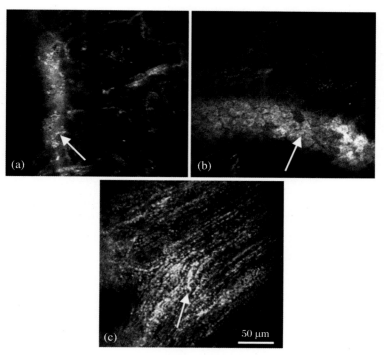

图 3.11　兔子晶状体的共聚焦体外接触式显微镜图像

（a）前囊膜的表面（斜面图像）；（b）晶状体前囊膜的上皮及晶状体
纤维；（c）晶状体充填硅聚合物后的晶状体纤维（后囊膜混浊）

（梁莉　译）

第4章 活体共聚焦显微镜的眼科应用

　　HRT Ⅱ联合 RCM 附件不仅能以高对比度显示眼表的分层结构,并且具有良好的深度分辨率,可以在几微米厚的光学切片中成像。下面将从外向内对正常活体显微解剖结构进行描述。

4.1　泪　　膜

4.1.1　正常解剖学

　　泪膜是覆盖于角膜和结膜表面的复杂的液体结构。泪膜的结构和功能是由一个高度分化的分泌、分配和排泄相互作用的系统来维持的[24,62,73],这些结构和功能可以润滑角膜表面并保持其光学清晰度。角膜的含水量通过蒸发和由此产生的渗透梯度调节。空气中的氧溶解在泪液中,从而支持上皮的有氧代谢。

　　泪膜的厚度为 7~10 μm,具有 3 层结构。外层的脂质层主要由靠近睑缘的睑板腺产生,可防止水液层快速蒸发并使表面疏水;内层的黏蛋白层由糖蛋白组成,它的作用是使上皮表面疏水,从而保持其湿润性。

　　将共聚焦显微镜中的接触系统更换为干燥物镜,并结合吸收率为80%~90%的灰色滤光片来降低激光强度(图 4.1),可以对泪膜的精细结构进行成像(图 4.2),该设备中的快速成像序列可记录这一动态过程[51,77,88]。

4.1.2　病理改变

　　正常和病理性泪膜改变见图 4.3、图 4.4。

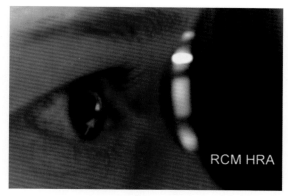

图 4.1 非接触式显微镜的激光扫描在角膜上的反射(箭头)
(氩激光/海德堡成像仪眼底扫描经典图)

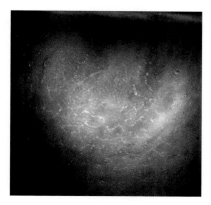

图 4.2 正常泪膜

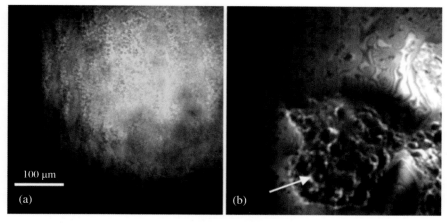

图 4.3 正常和病理性泪膜
(a)正常泪膜(非接触检查);(b)有病理性破裂时间患者的泪膜干燥斑
(箭头处,在干燥斑区域可表层细胞的表面可见)

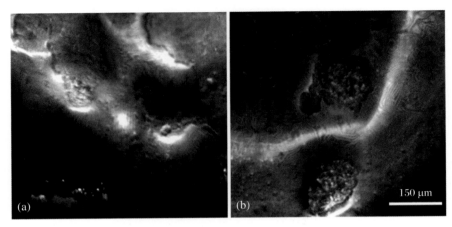

图 4.4   其他泪膜中的干燥斑
（海德堡成像仪激光共聚焦眼底扫描，去红光模式）

4.2   上   皮

4.2.1   正常解剖结构

4.2.1.1   表层细胞（直径可达 50 μm）

对于最表层的上皮细胞，在共聚焦显微镜下可以很容易地看到其明亮的细胞边界和深色的细胞核和细胞质，这些细胞的特征是呈多边形，通常为六边形；而正在脱落的细胞的特征是具有高反射的细胞质，在细胞质的中心可以清楚地看到明亮的（短粗的）细胞核及深色的核周间隙（图 4.5）；中央和周边角膜表层细胞的平均密度约为 850 个/mm^2。

4.2.1.2   中间细胞/翼细胞（直径可达 20 μm）

中间层的细胞以明亮的细胞边界和深色的细胞质为特征，细胞核很难分辨。就大小和外观而言，健康受试者的翼细胞仅表现出极小的变异（图 4.6），在角膜中央平均密度约为 5 000 个/mm^2，在周边约为 5 500 个/mm^2。

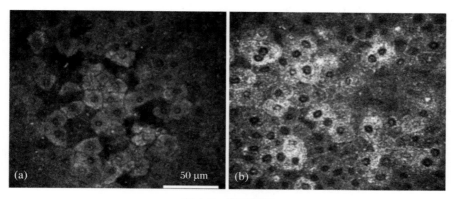

图 4.5 表层细胞

（细胞质和细胞核可见；脱落过程中的细胞具有高度反射的细胞质，在其中心可见明亮的（短粗的）细胞核及深色的核周间隙）

（a）未压缩的表层细胞（使用一种特殊的带有中心孔的 TomoCap®）；（b）压缩的表层细胞（使用标准 TomoCap®）

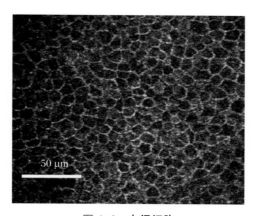

图 4.6 中间细胞

（中间层细胞的特征是细胞边界明亮，细胞质较深，细胞核很难识别；翼细胞在大小和外观上的变异极小）

4.2.1.3 基底细胞（直径可达 10 μm）

基底细胞位于后弹力层的正上方，它们呈现为边界明亮的细胞，细胞核不可见，细胞间的比较显示细胞质的反射率不均。与其上的翼细胞一样，基底细胞的形状和大小变异很小（图 4.7）。在角膜中的平均密度约为 9 000 个/mm²，在周边约为 10 000 个/mm²，因此，就正常人的细胞密度而言，表层细胞、中间细胞和基底细胞之间的比例为 1∶5∶10。

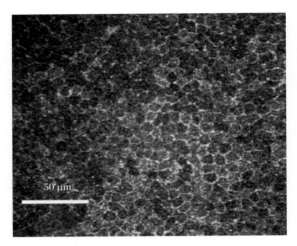

图 4.7　基底细胞

（这些是规则排列的细胞，边界明亮，但细胞核不可见，细胞间的比较显示细胞质的反射率不均）

4.2.1.4　朗格罕氏细胞

通过共聚焦显微镜可对人角膜内的朗格罕氏细胞（LCs）进行体内评估，尤其是细胞的形态和分布。

在光镜下 LCs 呈明亮的微粒状，具有树突状细胞的形态，直径可达 15 μm。LCs 细胞密度的分布遵循从角膜中央到周边从低到高的梯度规律。此外，共聚焦显微镜可以区分无树突的 LCs、形成局部网络的小树突状 LCs 以及通过相互交叉的长树突排列成网状的 LCs（图 4.8）。几乎所有位于角膜周边的细胞都显示出与角膜上皮相互交叉的长树突，而位于角膜中央的细胞通常缺乏树突，这很可能是其未成熟的表型[26]。未成熟的 LCs 能够捕获抗原，而成熟的 LCs 能够通过 MHC 分子和分泌白介素－12 以及共刺激分子来敏化原始的 T 细胞，因此是免疫系统的一个组成部分[3]。

正常人角膜中央 LCs 的平均密度为（34±3）个/mm²（0～64 个/mm²），周边角膜为（98±8）个/mm²（0～208 个/mm²）[96]。隐形眼镜佩戴者中，角膜中央 LCs 的密度为（78±25）个/mm²（0～600 个/mm²），周边为（210±24）个/mm²（0～700 个/mm²）。在正常人和隐形眼镜佩戴者之间，角膜中央（$p=0.03$）和周边（$p=0.001$）的 LCs 密度均存在显著差异，而从周边到中央的 LC 密度梯度在 2 组中几乎相同（数据未公布）。

有研究表明，LCs 参与免疫和炎症反应，从而决定细胞介导的免疫。根据这一理论，关于人角膜 LCs 的数据为眼病理学的进一步发展提供了重要的研究基础。

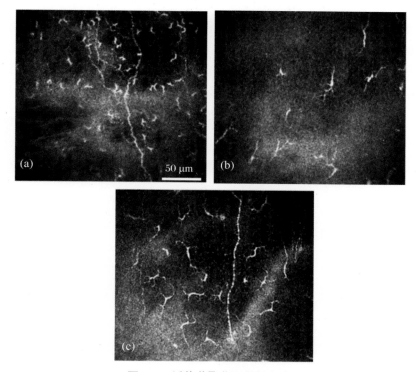

图 4.8　活体共聚焦显微镜图像

代表不同形态的 LCs，(a) 无突起的单个细胞体；(b) 有树突的细胞；(c) 细胞通过相互交叉的长树突排列成网状

4.2.2　病理改变

4.2.2.1　干眼

泪膜分泌或结构的紊乱会导致干眼。在显微镜下这些紊乱可表现为明显的上皮层的反射改变或干斑形成。

作为角膜扩散屏障最重要的组成部分，不同患者的角膜上皮对 NaF 等水溶性离子的通透性不同。例如，糖尿病患者对 NaF 的通透性显著增加，能渗透到微蚀区和病变细胞。关于渗透过程的性质，研究者们持不同观点，大多数作者认为荧光素填补了丢失的细胞所腾出的"足迹"空间；然而，另一些人则认为荧光素填充了细胞间隙。目前，只有共聚焦裂隙扫描显微镜和荧光光度计可用于对这一现象的分析。

HRA 结合 RCM 可用于共聚焦荧光显微镜，通过接触和非接触技术，观察角膜上皮和泪膜的显微结构,横向分辨率为 $1 \mu m$,放大倍数高达 $1\,000$ 倍。无红反射和荧光图像可显示细胞间微结构、细胞核染色、细胞表面及边界改变。在角膜上检查的相同区域可实现在反射和荧光模式下同时观察。使用接触式技术可以在很长一段时间内以精确的深度分辨率测量 NaF 的穿透剖面。自发荧光测量也是可以的,图 4.9～图 4.38 显示了荧光模式下的泪膜和角膜上皮的各种图像。

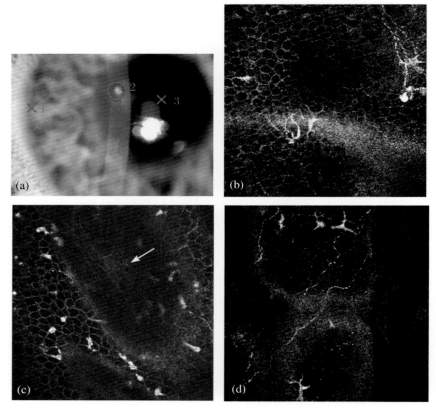

图 4.9　角膜上皮糜烂

(a) 25 岁男性角膜异物取出后第 2 天的裂隙灯照片(荧光素钠染色着染范围很小,其他区域角膜透明,没有眼内炎的迹象);(b)～(d) 周边角膜的共聚焦图像:(b) 中下层和基底细胞层以及有树突状细胞的上皮下神经丛;(c) 前弹力层水平的上皮内损伤,伴白细胞浸润,注意可见前基质(箭头);(d) 基底细胞水平成熟形态的朗格罕氏细胞,在角膜中央的前弹力层

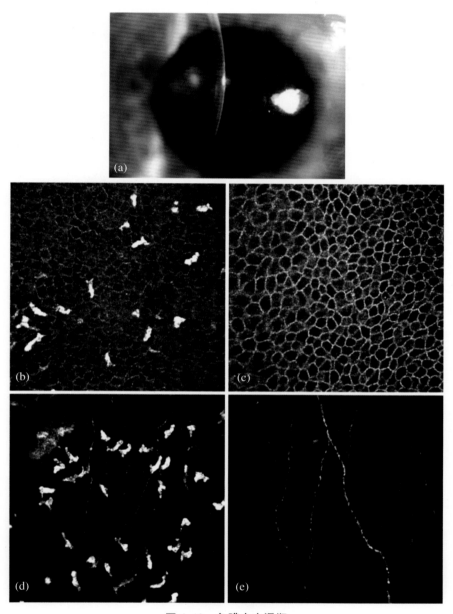

图 4.10　角膜中央浸润

（a）78 岁女性中央角膜浸润的裂隙灯照片（小片的荧光素染色异常和完整的周边区域）；（b）（d）中央角膜共聚焦图像（特征是在所有的上皮层中都存在明亮的细胞体，很可能是白细胞浸润）；（c）（e）周边未见炎症细胞

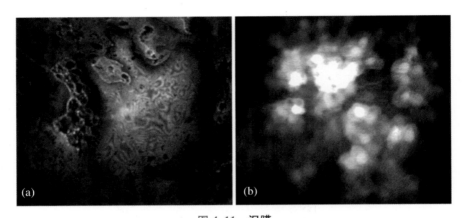

图 4.11　泪膜

海德堡成像仪眼底扫描经典模式,(a) 反光模式(泪膜缺损使表层上皮细胞可见);
(b) 荧光模式(荧光素钠染色可见单个上皮细胞)

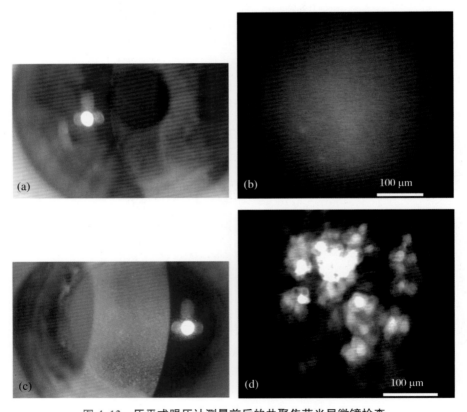

图 4.12　压平式眼压计测量前后的共聚焦荧光显微镜检查

(a) 压平眼压测量前的裂隙灯照片;(b) 荧光显微镜(无相关荧光素染色);(c) 压平式眼
压计测量后的裂隙灯照片(点状上皮病变);(d) 荧光显微镜(荧光素着染的表层细胞)

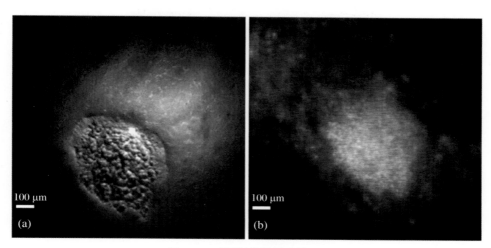

图 4.13　干眼(非接触式检查)

（a）泪膜上的干燥点(使用海德堡经典视网膜血管造影仪和 Rostock 角膜模块进行非接触式检查)；（b）切换到荧光模式后的相同区域(干斑区域的表层细胞荧光素着染)

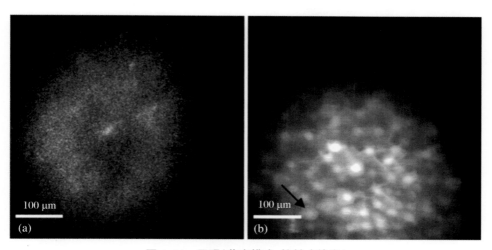

图 4.14　干眼(荧光模式,接触式检查)

（a）正常角膜的表层细胞(只有少量低强度荧光细胞)；（b）点状角膜的表层细胞(许多细胞荧光着染,细胞核内可见染色(箭头))

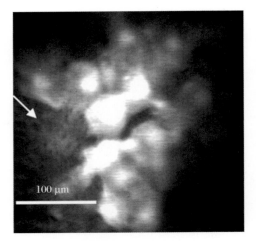

图 4.15　角膜糜烂

荧光模式,接触式检查,荧光素染色的表层细胞(最大直径约 50 μm),在图的左侧(箭头)可见看到较小的中间细胞的边界

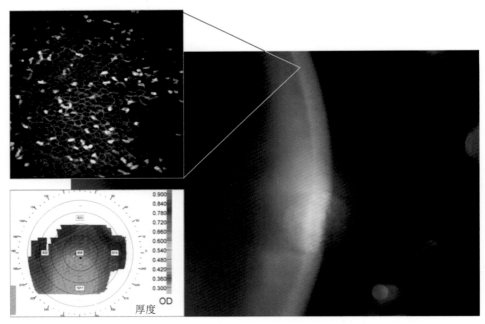

图 4.16　角膜水肿

中央角膜的共聚焦图像:角膜上皮可见抗原提呈细胞和白细胞浸润,角膜中央的厚度(Orbscan 测量)为 908 μm

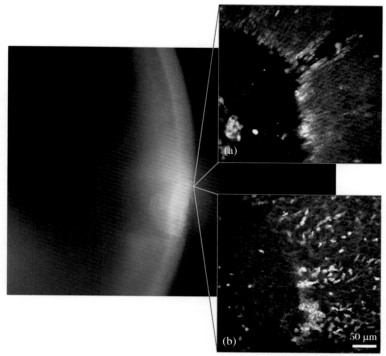

图 4.17　佩戴隐形眼镜导致的角膜浸润(移行区(从正常角膜到溃疡区)的共聚焦图像)
(a)上皮的水肿样改变及溃疡区的细胞缺失;(b)移行区在翼状细胞水平有大量白细胞浸润

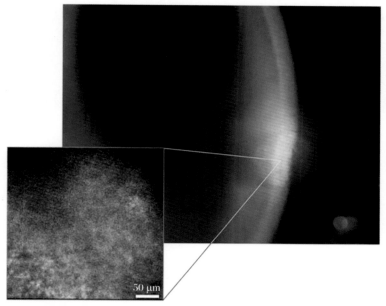

图 4.18　佩戴隐形眼镜导致的角膜浸润(浸润区共聚焦图像(病变区域细胞或相关结构缺失))

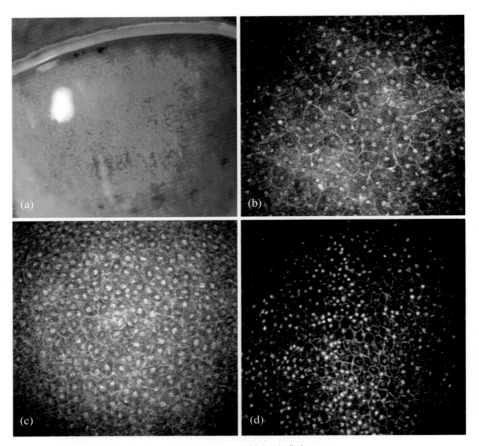

图 4.19   干燥性角结膜炎

（a）患有干燥性角结膜炎的 45 岁女性的裂隙灯照片(荧光素染色显示严重点状角膜炎)；(b)～(d) 活体共聚焦显微镜图像显示角膜上皮化生,胞体增大、核活化、核/浆比降低

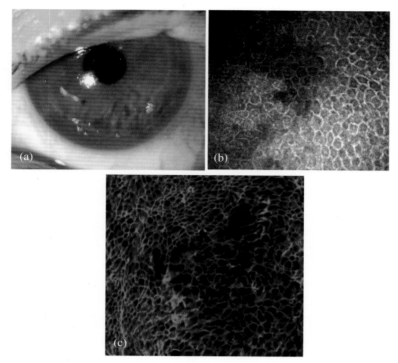

图 4. 20　一例干燥综合征患者的干燥性角结膜炎 I
（a）患有严重干燥性角结膜炎的 50 岁女性的裂隙灯照片；（b）共聚焦活体显
微镜图像显示角膜缘处的异常角膜-结膜交界；（c）角膜缘印迹细胞学检查
显示同样的异常角膜-结膜交界

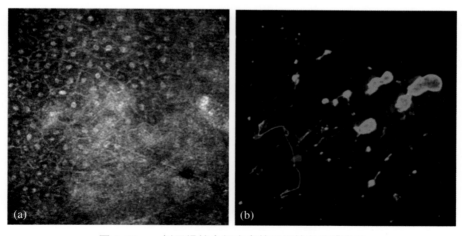

图 4. 21　一例干燥综合征患者的干燥性角结膜炎 II
（a）共聚焦活体显微镜图像显示角膜化生，增大的角膜细胞表现为反光的核和多形
性；（b）印迹细胞学免疫染色：角膜上皮中的杯状细胞（绿色）

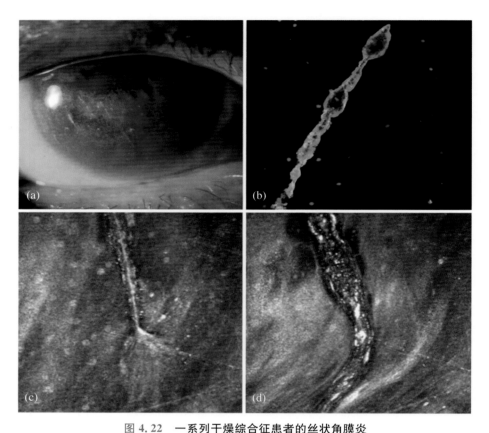

图 4.22   一系列干燥综合征患者的丝状角膜炎

（a）患有严重丝状角膜炎的 51 岁女性的裂隙灯照片；（b）丝状物的印迹细胞学和免疫染色；（c）（d）同一丝状物的共聚焦活体显微镜图像

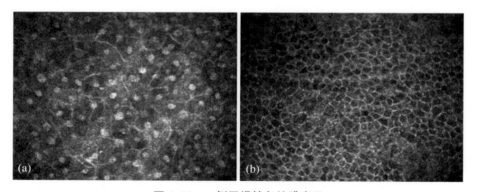

图 4.23   一例干燥性角结膜炎Ⅲ

（a）治疗前的角膜化生：多形性、细胞增大及核反光；（b）局部滴用环孢素 A 治疗后临床症状改善：角膜基底细胞外观恢复正常

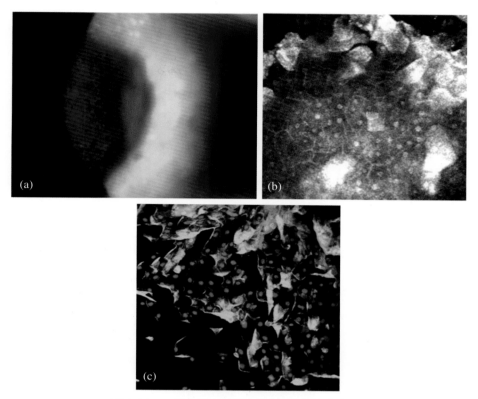

图 4.24　一例春季角结膜炎(过敏性角结膜炎) I

(a) 16 岁男孩的裂隙灯照片,严重的春季角结膜炎导致了角膜干燥和角膜细
胞脱落;(b) 共聚焦活体显微镜显示了角膜上皮化生和表层角膜细胞高反射
性剥脱;(c) 印迹细胞学图像证实了角膜化生

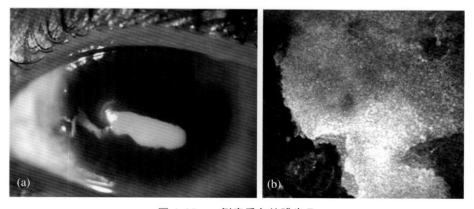

图 4.25　一例春季角结膜炎 II

(a) 图 4.24 中同一患者 1 年后的裂隙灯照片,显示了角膜的春季斑块;(b) 共聚焦活体
显微镜图像,角膜上皮内高反射区;(c) 手术刮除斑块后疤痕的共聚焦活体显微镜图像

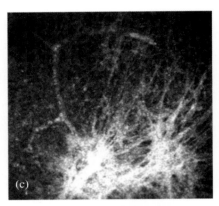

续图 4.25　一例春季角结膜炎Ⅱ

（a）图 4.24 中同一患者 1 年后的裂隙灯照片，显示了角膜的春季斑块；（b）共聚焦活体显微镜图像，角膜上皮内高反射区；（c）手术刮除斑块后疤痕的共聚焦活体显微镜图像

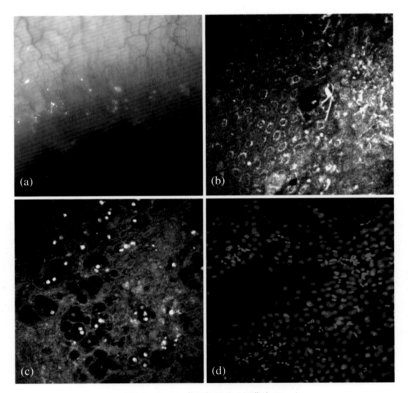

图 4.26　一例春季角结膜炎Ⅲ

（a）患有春季角结膜炎的 13 岁男孩的裂隙灯照片：Trantas 结节；（b）角膜缘的共聚焦活体显微镜图像：上皮的树突状细胞浸润；（c）Trantas 结节的共聚焦活体显微镜图像：微囊和炎性细胞（高反射细胞）；（d）角膜缘印迹细胞学显示上皮内有大量炎性细胞（红色小核）

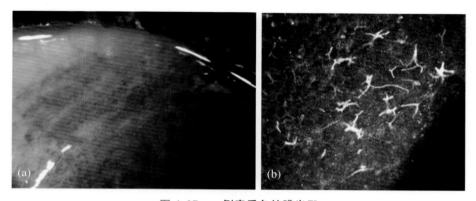

图 4.27 一例春季角结膜炎 Ⅳ

（a）患有春季角结膜炎的 18 岁男孩的裂隙灯照片：Trantas 结节；（b）角膜缘
的共聚焦活体显微镜图像：上皮内大量（高反射）树突细胞

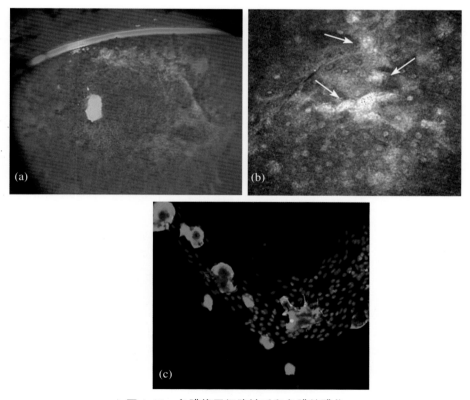

图 4.28 角膜缘干细胞缺乏和角膜结膜化

（a）角膜结膜化患者的裂隙灯照片和荧光素染色照片；（b）共聚焦活体显微镜图像显示角膜化
生，可见角膜上皮内有杯状细胞；（c）印迹细胞学显示了角膜上皮（红核）内的杯状细胞（绿色）

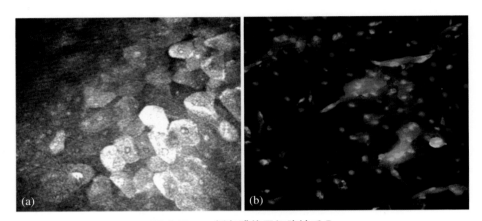

图 4.29   一例角膜缘干细胞缺乏Ⅰ

（a）角膜化生，具有类似结膜细胞的高反射性增大细胞；（b）同一患者角膜的印迹细胞学检查

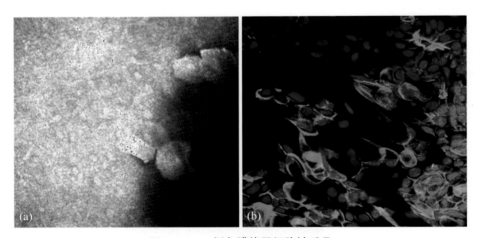

图 4.30   一例角膜缘干细胞缺乏Ⅱ

（a）结膜上皮和杯状细胞在角膜上皮内迁移；（b）同一患者的印迹细胞学显示角膜上皮内有杯状细胞（绿色）

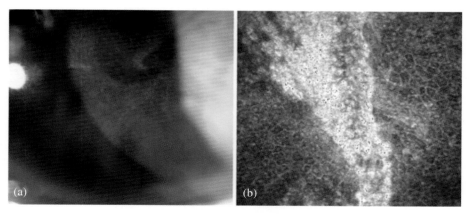

图 4.31　角膜上皮病变

（a）患有严重眼红斑痤疮患者的裂隙灯照片，结膜细胞在角膜上皮内迁移；（b）同一患者的共聚焦活体显微镜图像，结膜细胞（高反射细胞）迁移至异常的角膜上皮内（低反射细胞）

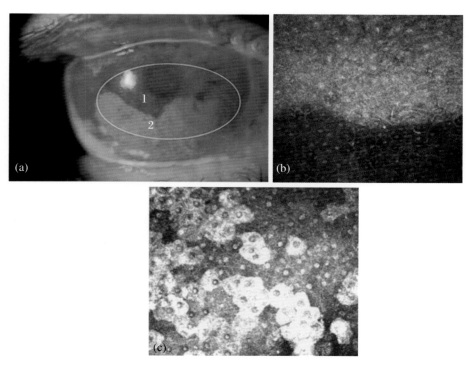

图 4.32　严重眼红斑痤疮的并发症（55 岁女性）

（出现角膜结膜化，部分角化和上方结膜化（1 区），重度角膜化生（2 区）。（a）裂隙灯照片；（b）（c）共聚焦活体显微镜图像

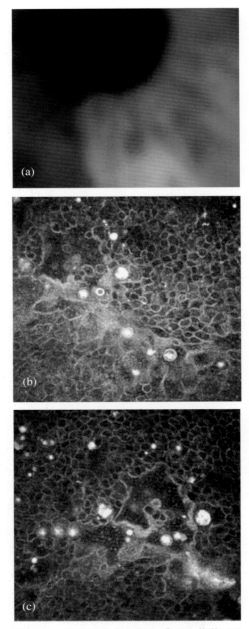

图 4.33   遗传性青少年性角膜上皮营养不良

（a）遗传性青少年性角膜上皮营养不良患者的裂隙灯照片，可见多发性上皮囊性病变；（b）（c）共聚焦活体显微镜图像。微囊是基底上皮层内的低反射区，大多数微囊内可见高反射点

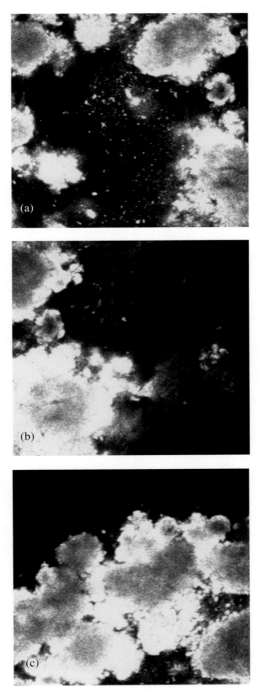

图 4.34　角膜带状变性

（角膜上皮的高反射区）(a)(b)(c)共聚焦纤维镜下的角膜带状变性改变

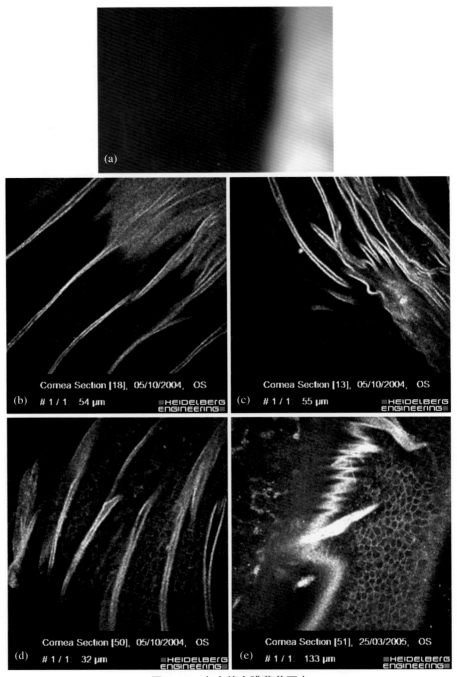

图 4.35　上皮基底膜营养不良

地图-点状-指纹状营养不良,伴指纹状角膜损伤(a) 有指纹状损伤的裂隙灯照
片;(b)(c)(d) 与异常基底膜相对应的线性高反射结构侵入角膜上皮;(e)斜切
面清晰地显示了角膜上皮内的这种异常组织

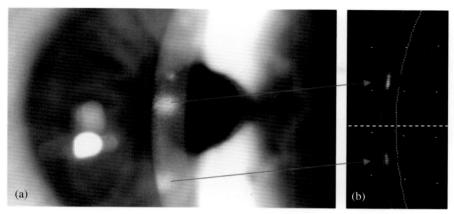

图 4.36　流行性角结膜炎:裂隙灯照片

28 岁女性右眼出现流行性角结膜炎症状后第 14 天,可见上皮下钱币样病变,呈绒毛状融合的混浊区,边缘不清。(a) 裂隙灯显微镜;(b) Pentacam Scheimp-flug 相机(Oculus optikgerte,韦茨拉尔,德国)

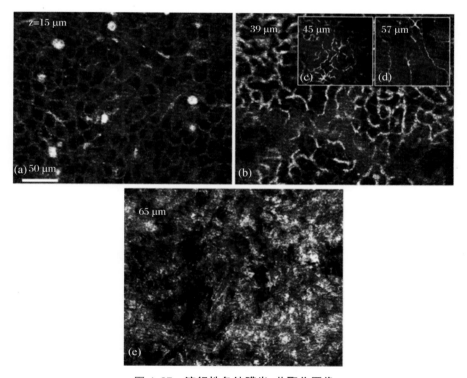

图 4.37　流行性角结膜炎:共聚焦图像

流行性角结膜炎中央角膜的共聚焦图像,对焦平面从上皮向内皮轴向移动。(a) 中间上皮层,具有位于细胞之间的孤立的高反射圆形结构;(b) 具有高反射树突状网络的基底细胞层;(c)(d) 由基底细胞层向神经丛层移行,可见树突状细胞结构,部分树突状细胞分布在神经纤维之间;(e) 前弹力层

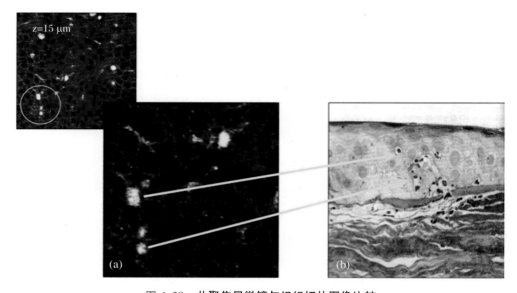

图 4.38　共聚焦显微镜与组织切片图像比较

（a）共聚焦显微镜图像；（b）组织切片图像（上皮内的浸润可以是淋巴细胞、组织
细胞或成纤维细胞）

4.3　角　膜　神　经

4.3.1　正常解剖结构

　　角膜是人体最敏感的结构之一,即使是最轻微的接触也会引起眼睑反射以保护眼睛。这种敏感性归因于穿过角膜的大量神经纤维。此外,角膜神经也对上皮完整性的调节和伤口愈合造成影响[23]。通过共聚焦角膜显微镜可以实现在活体条件下观察神经结构。

　　角膜主要由三叉神经的终末分支-眼支发出的感觉纤维支配,人的角膜神经没有髓鞘,厚度在 0.2～10 μm 范围。

　　神经纤维束进入角膜周边的前基质和中央基质,平行于角膜表面呈放射状排列,然后向前弹力层方向急转 $90°$[60]。在共聚焦显微镜下,这些神经纤维大多为粗大、伸展、高反射性的结构。基质神经通常与基质细胞密切相关。深基质层缺乏共聚焦显微镜下可见的神经。

　　在前弹力层的前基质中,神经纤维束表现为 3 种不同的模式。一些神经纤维在到达前弹力层之前(不穿过前弹力层)分叉,并形成上皮下神经丛[63](图 4.39)。其他神经垂直或稍微倾斜地直接穿过前弹力层,或者在穿过之前分叉成几个细小的分支。在穿过前弹力层后,再次进行 90°转弯,并在上皮的基底层和前弹力层之间向角膜中心移动,形成基底上皮丛(图 4.39)。在这个过程中,这些神经纤维束会发出许多指向角膜表面和中心的小侧支[60,61]。基底上皮丛的神经纤维大多相互平行,常形成 Y 形或 T 形分支,显示出以颗粒状为主的"串珠"结构特征,很少显示出光滑的表面。与基质神经不同,神经纤维束的特点是反射率较低,经常沿着弯曲的路径行走。有时,较粗的神经纤维束会分成 2 条较细的神经纤维,然后在一小段距离后重新结合成与以前相同粗细的单条神经纤维。较细的分支也会在较大的神经纤维之间形成连接(图 4.40～图 4.44)。

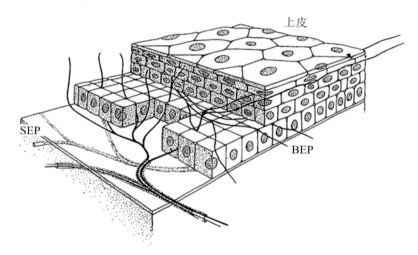

图 4.39　角膜上皮层内的神经上皮下丛(SEP)及其分支示意图(BEP 基底上皮丛)

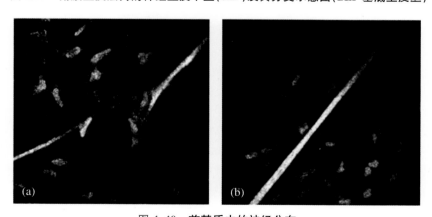

图 4.40　前基质中的神经分布
(a)(b)(c) 角膜细胞核呈明亮的椭圆形,伴有分支的神经纤维

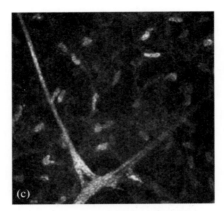

续图 4.40   前基质中的神经分布

（a）（b）（c）角膜细胞核呈明亮的椭圆形，伴有分支的神经纤维

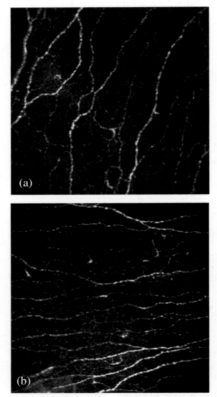

图 4.41   正常人角膜上皮下神经丛中平行的神经纤维束的活体共聚焦显微镜图像

（a）垂直视图；（b）水平视图

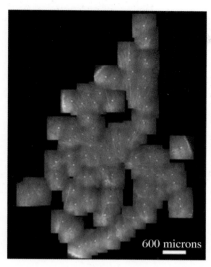

图 4.42　正常人角膜上皮下神经丛中平行神经纤维束的二维图

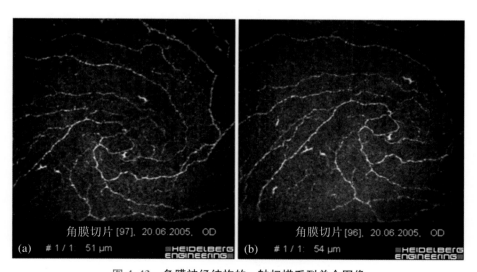

图 4.43　角膜神经结构的 z 轴扫描系列单个图像

（a）角膜上皮下神经丛（$z = 51\ \mu\mathrm{m}$）；（b）神经丛（$z = 54\ \mu\mathrm{m}$）

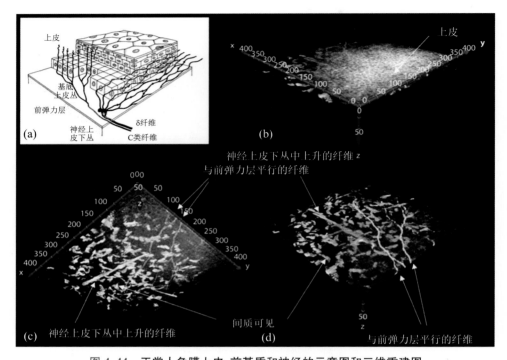

图 4.44　正常人角膜上皮、前基质和神经的示意图和三维重建图
（a）示意图；（b）前视图；（c）后视图；（d）前视图：虚拟去除与前弹力层平行走形的基底上皮丛中的细神经及来自上皮下丛的较粗纤维

4.3.2　病理表现

图 4.45 所示为 Fuchs 角膜营养不良病例中新获取的树突状物，用钙黄绿素/乙锭同型二聚体染色，并用共聚焦显微镜进行评估。图 4.45(a)所示为 Aδ 类纤维从 SEP 中发出，分成 3 份并扭结成 BEP；步距 0.5 μm，$n=200$，深 10 μm，变焦 1.0，物镜（水浸）×60，平均 32；图 4.45(b)所示为 C 类纤维发出多条分支，正交穿过上皮细胞层，并在表层细胞下终止；步距 0.5 μm，$n=132$，深 66 μm，变焦 0.82，物镜（水浸）×60，平均 16。

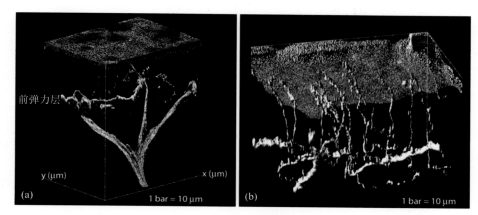

图 4.45　Fuchs 角膜营养不良

（a）（b）病例中新获取的树突状物

图 4.46～图 4.48 所示为相关角膜病表现的显微图像。

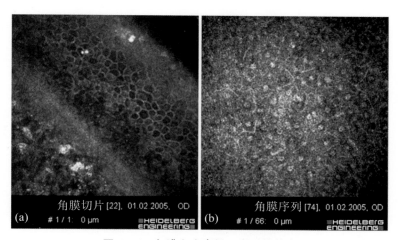

图 4.46　角膜上皮糜烂 4 周后的状态

通过角膜上皮进行外部 z 轴扫描，未见神经，（a）穿过上皮/前基质的斜切面；（b）～（h）穿过上皮/前基质的表面平行切面

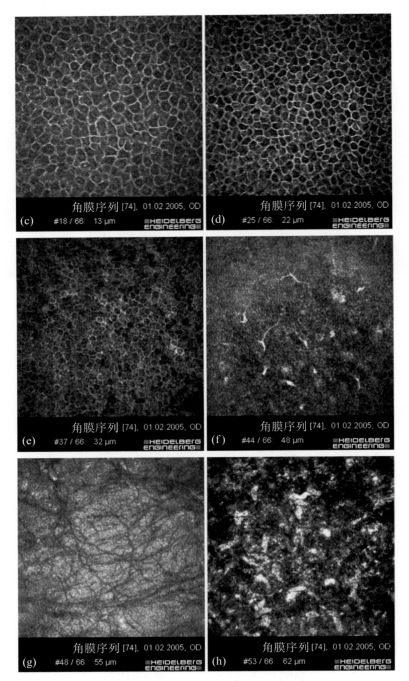

续图 4.46　角膜上皮糜烂 4 周后的状态

通过角膜上皮进行外部 z 轴扫描，未见神经，(a) 穿过上皮/前基质的斜切面；(b)~(h)穿过上皮/前基质的表面平行切面

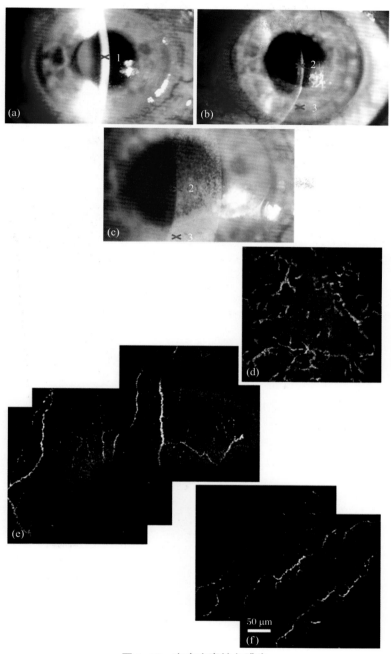

图 4.47　疱疹病毒性角膜炎

（a）56 岁女性患者的裂隙灯照片（中央及旁中央区有弥漫性基质疤痕、后弹力层皱褶、内皮面粘连；角膜知觉减退）；（b）（c）同一患者 1 个月后的照片；（d）上皮下神经丛显示出神经纤维和树突状细胞构成的异常的"金属网状结构"；（e）（f）成功治疗 1 个月后，角膜中央（e）或外周（f）的上皮的细胞或神经丛未发生变化

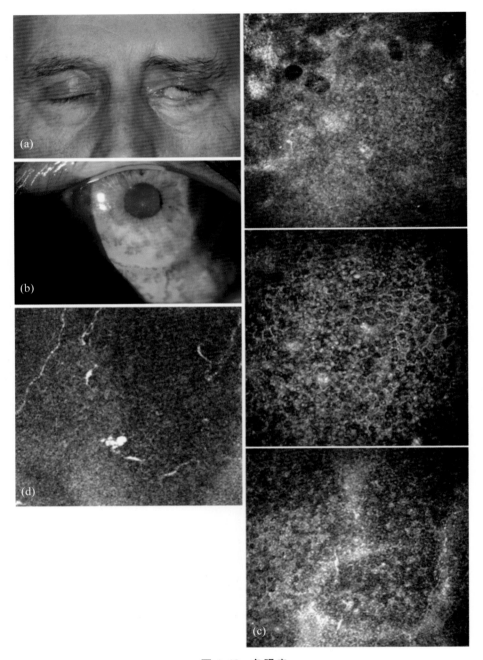

图 4.48　兔眼症

（a）70 岁男性患者，因面神经麻痹导致兔眼症；（b）患眼（左眼）的裂隙灯照片；（c）共聚
焦图像：浅层、中间层和基底细胞层；（d）共聚焦图像：稀疏的基底下神经

4.3.2.1　屈光手术后的角膜神经再生

在屈光手术过程中,角膜神经的生理结构遭到破坏。这是 LASIK 术后并发干燥性角结膜炎的最常见原因,几乎所有患者在一段时间内都会出现不同程度的干燥性角结膜炎。

在未受损的角膜中,由睫状长神经发出的角膜神经从 3 点钟和 9 点钟方向进入中间基质,并沿水平和垂直方向向角膜中部进一步分支,最终在前弹力层下形成致密的、分支状的上皮下神经丛。从那里,神经纤维垂直进入到基底下神经丛,最后上升进入上皮层[61]。

激光光学角膜切削术(PRK)包括切除密集神经支配的角膜上皮、分支的上皮下神经丛及前基质。在 LASIK 手术中,微型角膜刀沿角膜瓣区分离基底下神经纤维束和前基质神经。

LASIK 术后仅数小时,在共聚焦显微镜下即可检测到角膜瓣周围的神经退化,表现为基底神经和基质神经稀疏(图 4.49)。

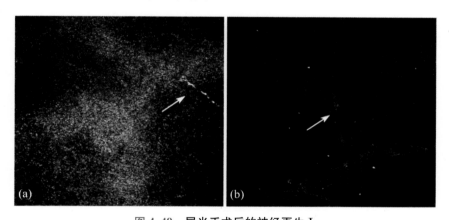

图 4.49　屈光手术后的神经再生 I

LASIK 术后数小时神经结构稀疏,仅有细小的基底下神经纤维,
(a) 近基底层的神经纤维;(b) 近前弹力层的神经纤维

根据 Donnenfeld 等人的说法,与鼻侧铰链式角膜瓣相比,制作上铰链式角膜瓣后横断角膜神经丛的双臂会导致更明显的角膜感觉丧失、干眼体征和症状[13]。与更多神经纤维未受损的较宽铰链式角膜瓣相比,较窄的鼻侧铰链式角膜瓣也有同样的现象[14]。

角膜神经再生发生的较早,Linna 等人在 LASIK 术后 1 周就发现了早期的神经再生。6 个月后角膜中央知觉恢复,但是仍然存在短的未连接的基底下神经纤维,这与对照组中长的相互连接的神经纤维形成对比[44](图 4.50)。LASIK 术后 2 年仍可检测到这种稀疏的基底下神经纤维(图 4.51)。此外,在前基质神经区域或角膜瓣区域也发现了这种形态变化[42](图 4.52)。以屈光角膜手术为例,共聚焦显微镜能够直接比较显微镜下检测到的神经支配与干眼的敏感性或症状严重程度之间的关系。

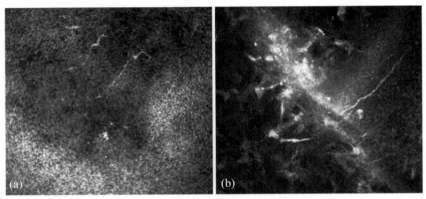

图 4.50　屈光手术后的神经再生 Ⅱ

（a）LASIK 术后 2 个月：角膜中央有细小的再生神经纤维；（b）LASIK 术后 9 个月：新的神经纤维从角膜瓣边缘向中心生长

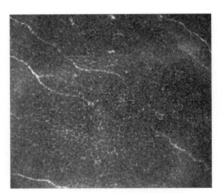

图 4.51　屈光手术后的神经再生 Ⅲ

（LASIK 术后 2 年，上皮下神经仍然稀疏，神经纤维短小且无分支）

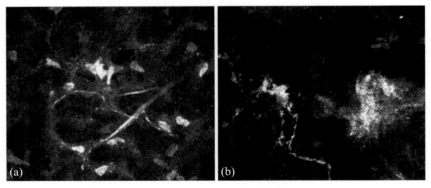

图 4.52　屈光手术后的神经再生 Ⅳ

（LASIK 术后异常的基质神经：弯曲且非常细的神经纤维）

4.3.2.2　穿透性角膜移植后的神经再生

角膜神经支配是角膜发挥正常功能的基础。尽管以前的文献中讨论过神经的再支配过程，但并没有合适的模型可用。不同的研究者[50,71,72,76,90]使用 Cochet-Bonnet 知觉测量仪来评估植片的神经支配，但大多数研究未能区分角膜植片的周边和中央敏感性。这些研究的结果总结在表 4.1 中。

表 4.1　角膜植片神经支配的研究

研究者	随访时间	例数	敏感性（Cochet-Bonnet 知觉测量仪）
Ruben，Colebrook，1979[72]	7 个月至 10 年	48	3 年后不完全敏感
Skriver，1978[76]	12 个月	45	12 个月后接近正常
Mathers et al，1988[50]	1 个月至 10 年	91	① 除了单纯疱疹病毒性角膜炎，敏感度水平与初始诊断无关； ② 角膜敏感度从植片周边向中央逐渐恢复； ③ 敏感度的平均恢复速率为 0.029 mm/月
Tugal Tutkun et al，1993[90]	2 周至 15 年	71	① 36 例植片完全不敏感； ② 35 例植片有一定程度的敏感性； ③ 在这 35 例中，只有 1 例植片的中央敏感度正常
Richter et al，1996[70]	3 年	46	植片中央： ① 1 个月时完全不敏感； ② 6 个月时不完全敏感； ③ 24 个月时，1/3 的植片具有正常的敏感性 1/7 的植片完全不敏感 植片周边： ① 12 个月时，50% 的植片完全不敏感； ② 24 个月时，25% 的植片完全不敏感； ③ 圆锥角膜或角膜瘢痕的神经支配恢复最佳

Tervo 等人已通过组织化学方法证明，在穿透性角膜移植术后 3 年内，上皮下神经丛或基质神经均未发生完全再生。并且，一例术后 29 年的角膜也未显示出正常的角膜敏感性：上皮下神经丛出现神经纤维分支，但只有少数基质神经干再生[85]。

Richter 等人[70]使用共聚焦显微镜观察了角膜植片，并将结果与知觉测量仪结果进行了比较。在周边植片中，术后 2 个月在中间基质中、术后 3 个月在前弹力层下检测到第一批不典型弯曲的神经纤维;术后7个月在角膜中央检测到第一条基质神经干;而第一束上皮下神经丛是24个月后才发现的。迄今为止,使用共聚焦显微镜检查的结果与使用知觉测量仪的结果是一致的。

使用共聚焦显微镜可以观察术后角膜神经形态和功能方面的再生。角膜移植后神经支配的样本图像显示了术后约24个月时上皮下神经丛和基质神经的结构(图4.53),图4.54则显示了神经纤维瘤病患者肥大的角膜神经。

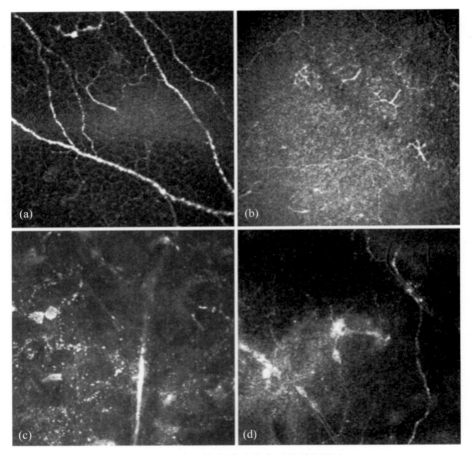

图4.53   穿透性角膜移植术后的神经再生

(a)植片中心:术后24个月上皮下神经丛完全再生;(b)植片中心:上皮下神经丛不完全再生,术后25个月弯曲的神经束,树突状细胞;(c)植片中心:术后24个月中间基质中的神经干;(d)植片周边:术后24个月上皮下神经丛的不完全再生,前弹力层水平的高反射散射

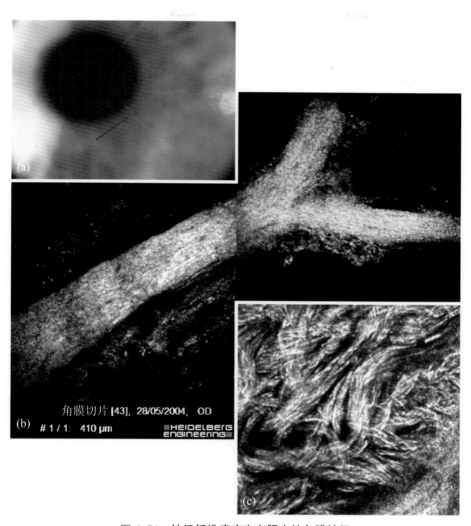

图 4.54　神经纤维瘤病患者肥大的角膜神经

（a）裂隙灯照片显示突出的角膜神经（箭头）；（b）基质中肥大的角膜神经；

（c）同一患者的结膜神经纤维瘤病

4.4　前弹力层

4.4.1　正常解剖学

前界膜呈无定形外观,它的位置可以起始于在那里分支的基底上皮丛的神经(图 4.55)。

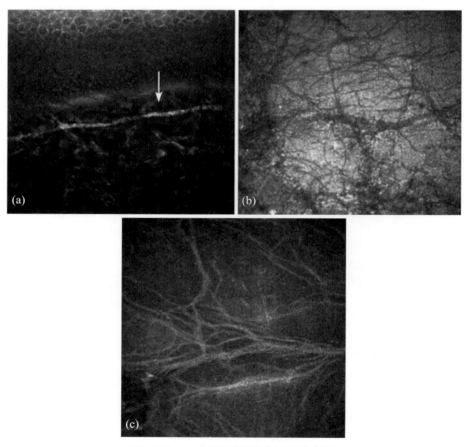

图 4.55　上皮下神经(箭头)、前弹力层

4.4.2　病理表现

图 4.56～图 4.59 显示了在共聚焦显微镜下观察到的病理表现。

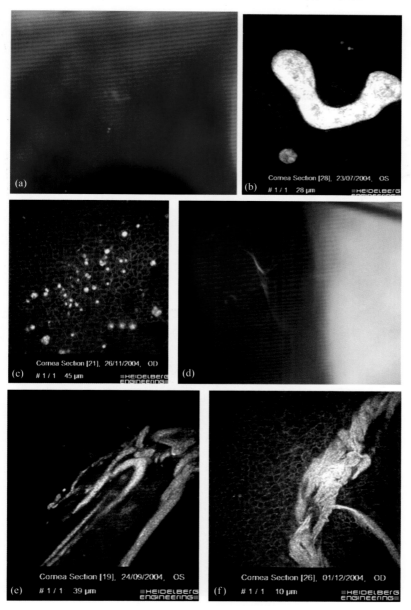

图 4.56　点状和地图样病变

（a）点状病灶的裂隙灯照片；（b）（c）圆形结构对应于含有高反射物质的微囊；（d）地图样病变的裂隙灯照片；（e）（f）角膜上皮内异常的基底膜，这种异常组织的止端形状异常

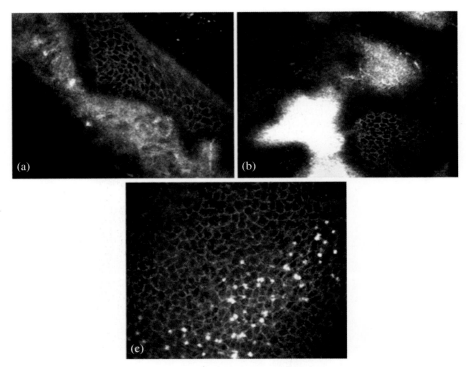

图 4.57　**Reis-Bückler 角膜营养不良**

（a）斜切面显示在前弹力层和前基质水平的反射性不规则物质；（b）前弹力层水平的高反射组织；（c）沉积在基底细胞层中的细小反光

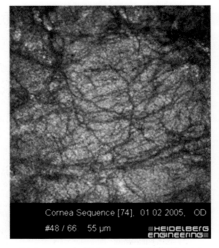

图 4.58　**氨烧伤后 4 周的前弹力层**

（上皮创面完全愈合，纤维基质结构过表达）

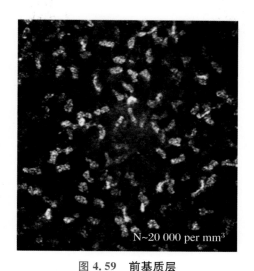

N~20 000 per mm³

图 4.59　前基质层
（角膜基质中仅可见角膜细胞的核，细胞核密度以前基质最高，
细胞核直径约为 15 μm）

4.5　基　质　层

4.5.1　正常解剖学

在行角膜基质层检查时，除神经结构外，仅有高反光、边界清晰的角膜基质细胞核可见。作为一种成纤维细胞亚群，角膜基质细胞的胞质及其产生的胶原纤维不可见。靠近前弹力层的前基质中基质细胞核密度高于中央基质和后基质（图 4.59、图 4.60）。角膜基质细胞密度在前基质中最高，向中央基质出现明显下降，在靠近后弹力层前的区域又略有增加。图 4.61 展示了后基质，图 4.62 对比了静止和活化的角膜基质。

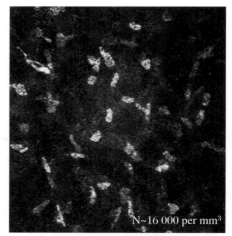

N~16 000 per mm³

图 4.60　中央基质Ⅰ
（在中央基质中可见边界清晰、高反光的椭圆形
基质细胞核，中央基质中细胞核密度最低）

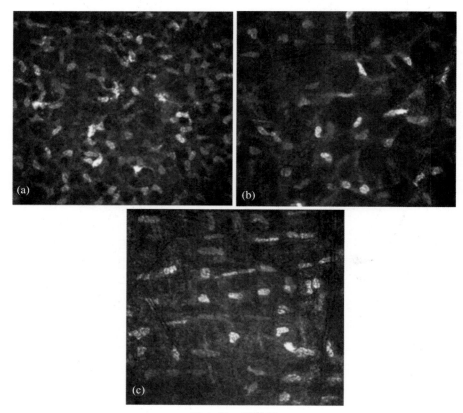

图 4.61　后基质
可见边界清晰、高反光的椭圆形核，比在中央基质中大，数量更多，
但比前基质少。(a) 前基质；(b) 中央基质；(c) 后基质

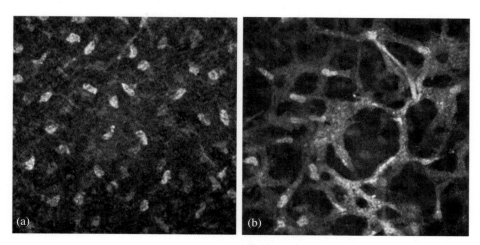

图 4.62 中央基质 Ⅱ
（a）正常的角膜基质细胞；（b）活化状态的角膜基质细胞

4.5.2 病理表现

基质层相关的部分病理表现和手术表现图像见图 4.63～图 4.96。

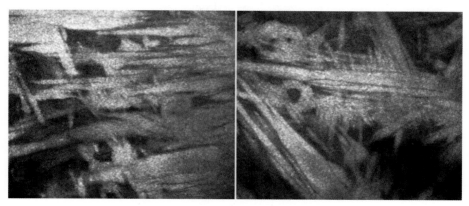

图 4.63 Schnyder 结晶状角膜营养不良
（反光物质的堆积与上皮下结晶状沉积物相一致）

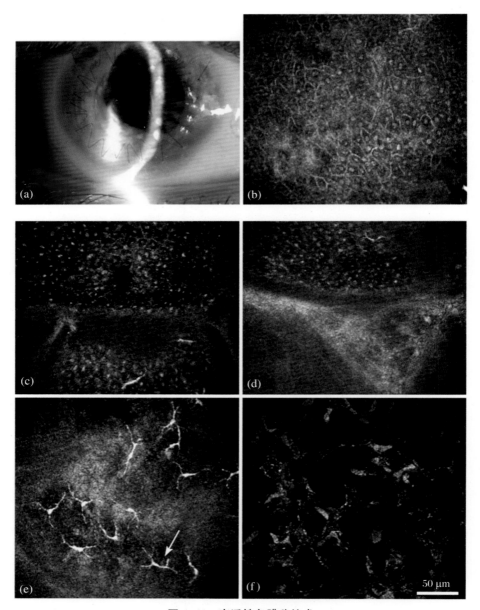

图 4.64   穿透性角膜移植术

(a) 72 岁女性穿透性角膜移植术后的裂隙灯照片(角膜植片透明,位置良好,完全上皮化,角膜内缝线附近可见小范围的纤维化);(b)～(f) 正常上皮结构在基底细胞和上皮下神经丛水平有较多的朗格汉斯细胞(箭头所示);(d) 纤维化的区域可见基底上皮的瘢痕(植片的上皮和基质中均无神经纤维)

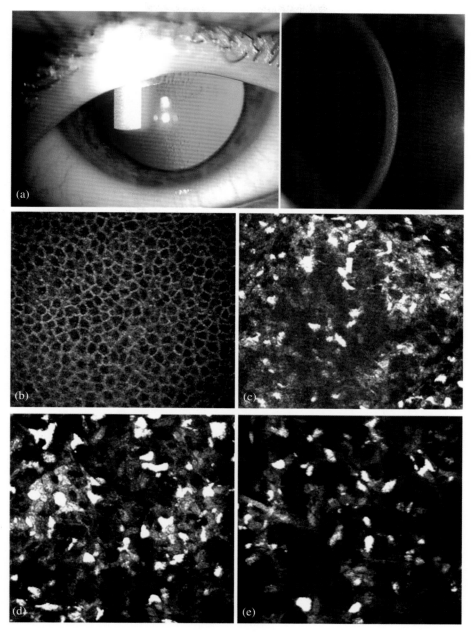

图 4.65　胱氨酸病

（a）18 岁女性的裂隙灯照片（该患者有眩晕，视力为 20/20）；（b）～（f）同一患者的共聚焦照片；（b）上皮正常，14 μm；（c）～（e）在基质层 60 μm、160 μm、540 μm 深度均可见高反光结构，不能与角膜基质细胞进行精确区分；（f）内皮细胞形态正常

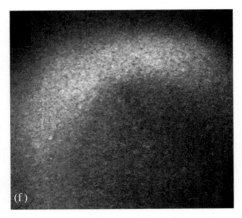

续图 4.65　胱氨酸病

（a）18 岁女性的裂隙灯照片（该患者有眩晕，视力为 20/20）；（b）～（f）同一患者的共聚焦照片；（b）上皮正常，14 μm；（c）～（e）在基质层 60 μm、160 μm、540 μm 深度均可见高反光结构，不能与角膜基质细胞进行精确区分；（f）内皮正常

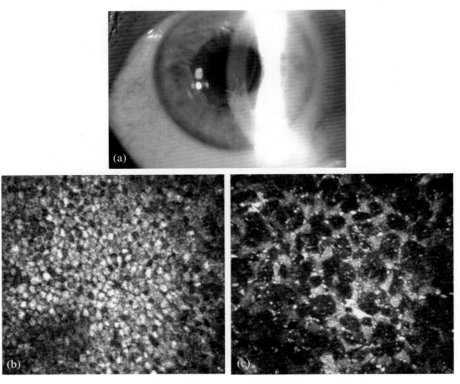

图 4.66　Fabry 病

（a）40 岁男性患者的裂隙灯照片；（b）（c）同一患者的共聚焦照片：基底部上皮（$z = 28$ μm；b）和前基质浅层（$z = 77$ μm；c）可见高反光的圆形结构

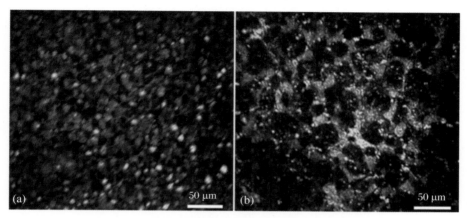

图 4.67　胺碘酮治疗后患者的基底部共聚焦图像
（在基底部上皮中持续发现高反光的圆形结构，$z = 20\ \mu m$）

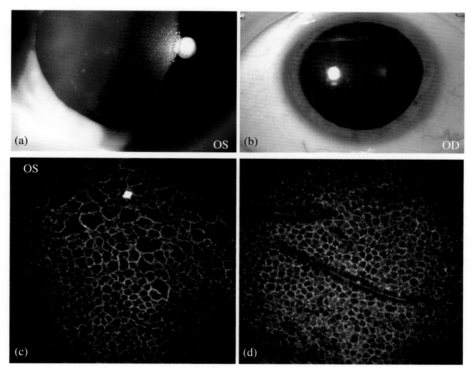

图 4.68　角膜基质炎——病例 I

(a)(b) 34 岁男性患者的裂隙灯照片，患双侧角膜基质炎，角膜无炎症征象，左眼角膜周边可见瘢痕组织，中央可见少量瘢痕组织(a)，右眼角膜透明(b)；(c)(h)左眼的共聚焦图像显示中下部基底细胞水平的结构变化：可见微小的疤痕和混浊形成(c)(d)(e)，基质无明显变化(f)；右眼显示角膜中央结构正常(g)，而周边部在上皮下神经丛和前弹力层水平可见营养不良区域(h)

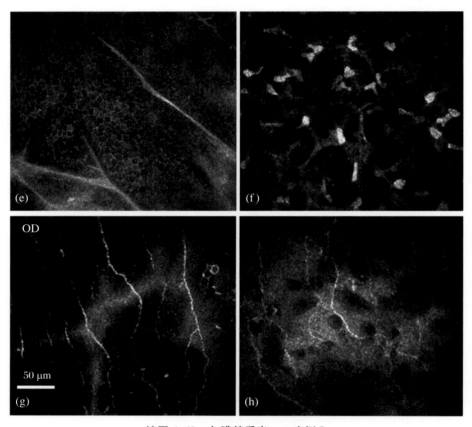

续图 4.68   角膜基质炎——病例 I

（a）（b）34 岁男性患者的裂隙灯照片，患双侧角膜基质炎，角膜无炎症征象，左眼角膜周边可见瘢痕组织，中央可见少量瘢痕组织（a），右眼角膜透明（b）；（c）（h）左眼的共聚焦图像显示中下部基底细胞水平的结构变化：可见微小的疤痕和混浊形成（c）（e），基质无明显变化（f）；右眼显示角膜中央结构正常（g），而周边部在上皮下神经丛和前弹力层水平可见营养不良区域（h）

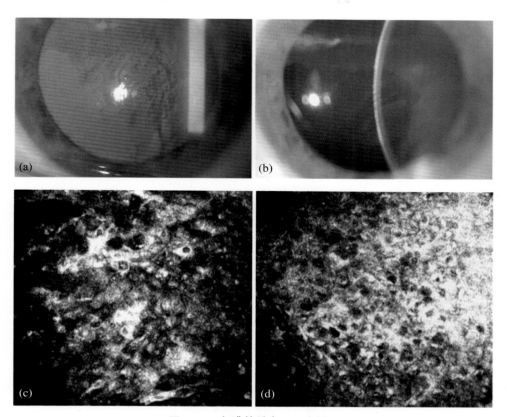

图 4.69　角膜基质炎——病例 Ⅱ

(a)(b) 61 岁女性角膜基质炎患者的裂隙灯照片；后部反光照射法可见前基质的疤痕组织，(c)～(h) 与上皮混浊相对应的病理改变；浅层和中上层细胞轻度水肿(c)(d)；中下层和基底细胞水平上可见高反光的无细胞结构以及相应区域上皮下神经丛缺失(e)～(g)；前基质可见不规则的胶原纤维结构及非典型的角膜基质细胞(h)

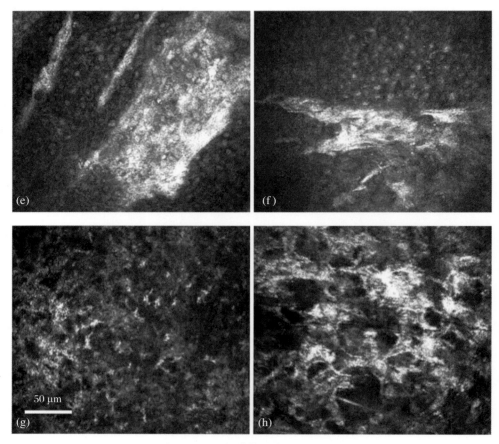

续图 4.69   角膜基质炎——病例 Ⅱ

(a)(b) 61 岁女性角膜基质炎患者的裂隙灯照片；后部反光照射法可见前基质的疤痕组织，(c)～(h) 与上皮混浊相对应的病理改变；浅层和中上层细胞轻度水肿(c)(d)；中下层和基底细胞水平上可见高反光的无细胞结构以及相应区域上皮下神经丛缺失(e)～(g)；前基质可见不规则的胶原纤维结构及非典型的角膜基质细胞(h)

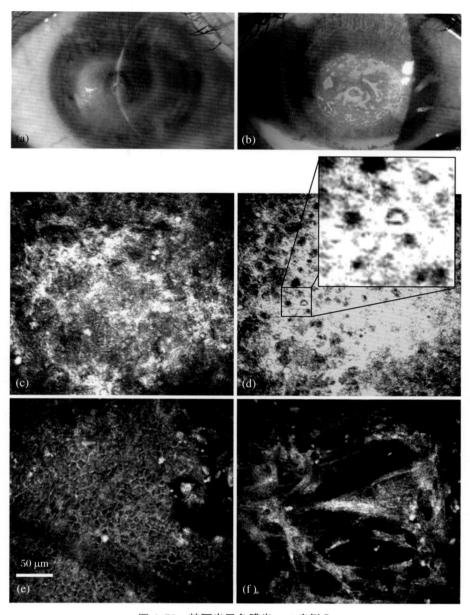

图 4.70 棘阿米巴角膜炎——病例 I

(a)(b) 患有棘阿米巴角膜炎的 42 岁女性,树枝状上皮病变后出现上皮和基质的环形浸润灶;角膜知觉减退。PCR(带状疱疹)和角膜培养(包括棘阿米巴在内的病原体)阴性。(c)~(f) 在较深的中间基底细胞(c)和前基质(d)水平可见棘阿米巴包囊(生命周期的包囊期,圆形,直径可达 10 μm,具有双层囊壁结构)。经过 3 个月的特殊治疗后,在相同的区域无论是在角膜上皮(e)或基质(f)中都无包囊的迹象

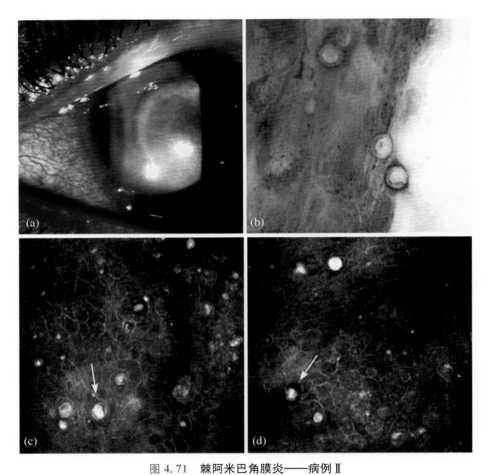

图 4.71　棘阿米巴角膜炎——病例Ⅱ

（a）患有棘阿米巴角膜炎的 22 岁女性患者的右眼裂隙灯照片；（b）细胞学分析可见棘阿米巴包囊；（c）（d）活体共聚焦显微镜可见棘阿米巴包囊

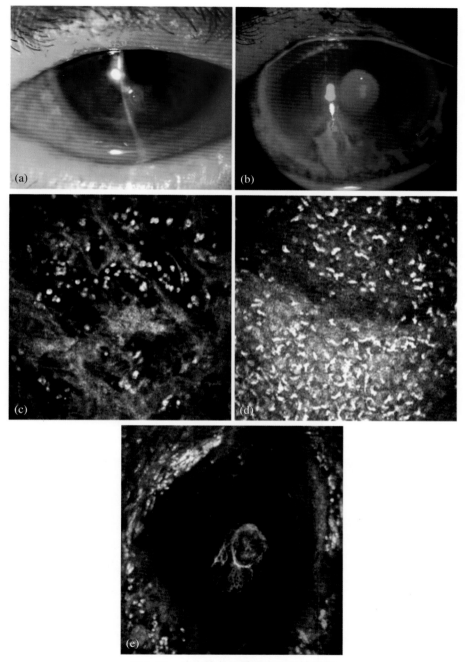

图 4.72　特应性角结膜炎合并角膜脓肿

（a）61 岁男性患者右眼的裂隙灯照片，特应性角结膜炎合并角膜脓肿；（b）裂隙灯照片：角膜小穿孔伴溪流征阳性；（c）角膜坏死伴白细胞浸润；（d）脓肿周围基质中可见活化的角膜基质细胞和白细胞浸润；（e）穿孔前的角膜脓肿，黑色区域相对应坏死的基质，周围有大量的炎症细胞和坏死细胞（反光点）

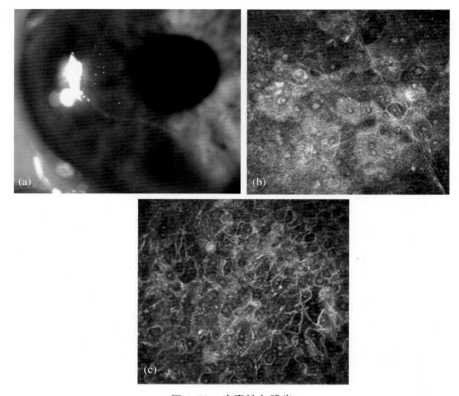

图 4.73　病毒性角膜炎

（a）44 岁男性病毒性角膜炎患者的右眼裂隙灯照片，炎症周围可见免疫浸润；（b）
（c）上皮细胞异常，细胞核反光及双核细胞

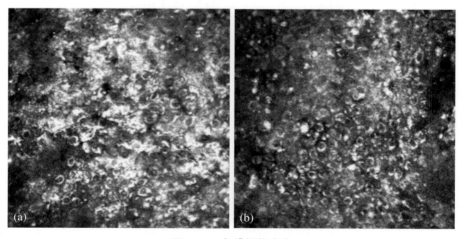

图 4.74　角膜损伤愈合

（a）（b）角膜溃疡，溃疡边缘可见多种细胞异常：
高反光细胞、细胞核反光及细胞多态性

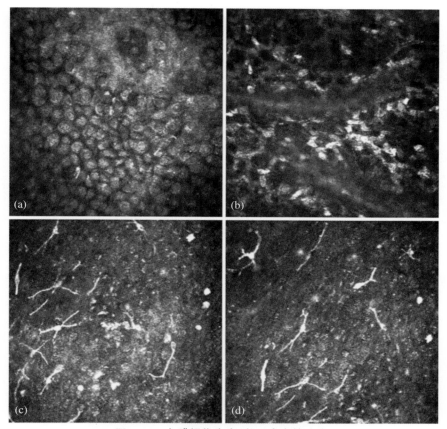

图 4.75　角膜损伤愈合(新近愈合的溃疡)
(a) 活化的角膜上皮可见反光的细胞;(b) 前弹力层下方的前基质中可见大量活化的
角膜基质细胞;(c)(d) 可见多种炎症细胞:树突状细胞

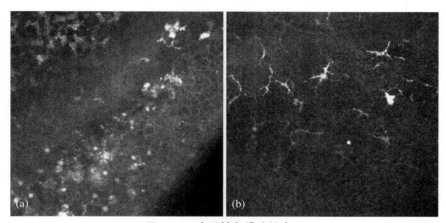

图 4.76　穿透性角膜移植术 I
(a) 斜切面可见角膜植片:不规则、高反光的上皮和活化的基质;(b) 角膜植片边缘可
见树突状细胞

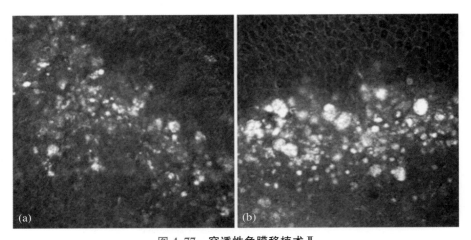

图 4.77　穿透性角膜移植术Ⅱ

（a）（b）患者上皮型排斥反应时角膜植片边缘的免疫环，角膜上皮中可见沉积物（反光点）

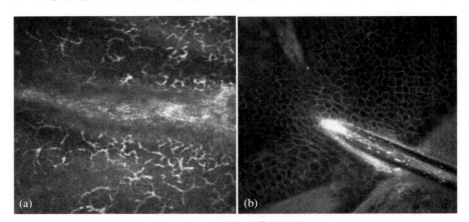

图 4.78　穿透性角膜移植术Ⅲ

（a）角膜植片周边：两侧均可见炎症细胞；（b）角膜缝线穿过角膜基底上皮

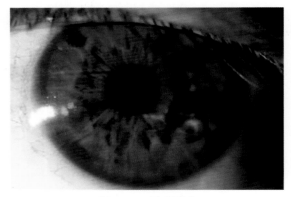

图 4.79　屈光手术

一例 15 年前行放射状角膜切开术患者的裂隙灯照片

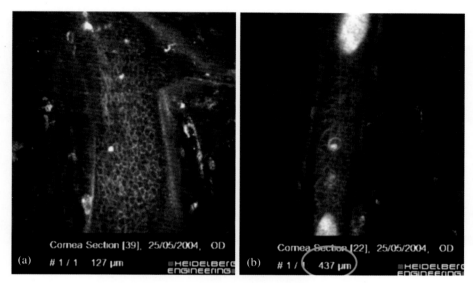

图 4.80　图 4.79 同一患者切口处的共聚焦显微镜图像

（a）（b）可见位于切口床深部的角膜上皮细胞

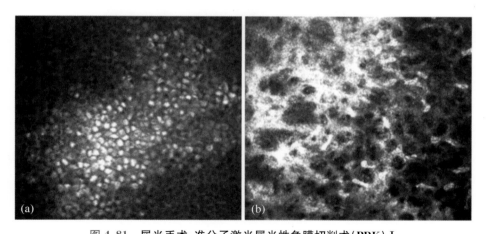

图 4.81　屈光手术：准分子激光屈光性角膜切削术（PRK）Ⅰ

（a）PRK 术后 3 年后的 haze，可见活化的角膜上皮细胞呈异常的高反光；（b）更深层次上可见上皮基底膜纤维化、角膜基质细胞活化、高反光物质沉积

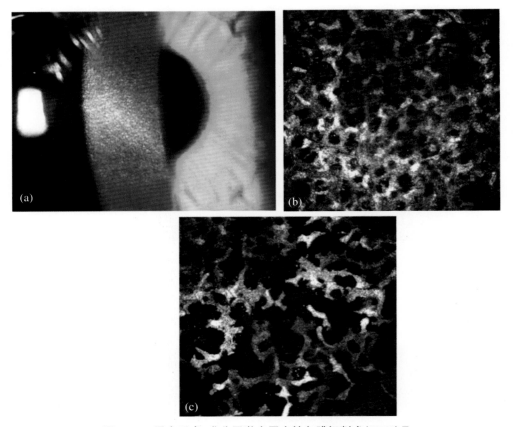

图 4.82　屈光手术:准分子激光屈光性角膜切削术(PRK)Ⅱ

(a) PRK 术后 4 周的裂隙灯照,Haze 分级 1+;(b) PRK 术后 4 周共聚焦活体显微镜图像,Haze 分级 1+,角膜基质细胞具有活化的细胞核和细胞质突起呈现网状外观;(c) 同一患者角膜基质细胞高反光、细胞核不易辨别、胞质突起较少,可能是所处的区域角膜基质细胞凋亡所致

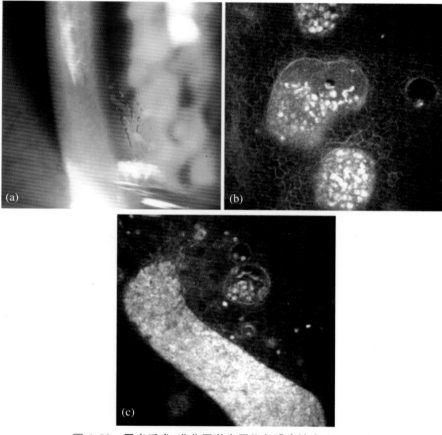

图 4.83　屈光手术:准分子激光原位角膜磨镶术 (LASIK)

(a) 25 岁女性 LASIK 术后的裂隙灯照片,角膜瓣边缘上皮植入,鼻侧至角膜瓣边缘可见纤维性瘢痕;(b) 上皮植入性囊肿中含有仍可辨别的上皮细胞;(c) 大的上皮植入性囊肿包含死亡的上皮细胞,周围包绕着小的囊肿

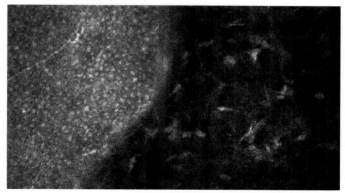

图 4.84　植入性上皮与基质交界处的共聚焦显微镜图像

(屈光手术:准分子激光原位角膜磨镶术(LASIK))

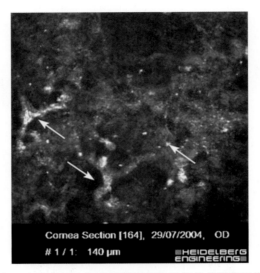

图 4.85　LASIK 术后 1 周角膜基质细胞活化的共聚焦显微镜图像
（屈光手术:准分子激光原位角膜磨镶术（LASIK））

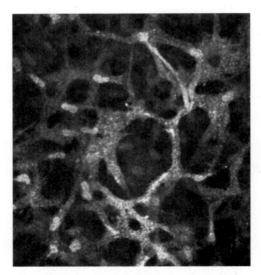

图 4.86　LASIK 术后 1 个月角膜基质细胞活化的共聚焦显微镜图像
（屈光手术:准分子激光原位角膜磨镶术（LASIK））

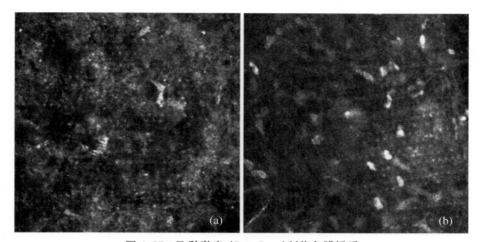

图 4.87　飞秒激光（IntraLase）制作角膜瓣后

（a）（b）早期可见规律排列的斑点（可能与激光撞击产生的微囊有关，这些斑点会在术后的几周内消失）

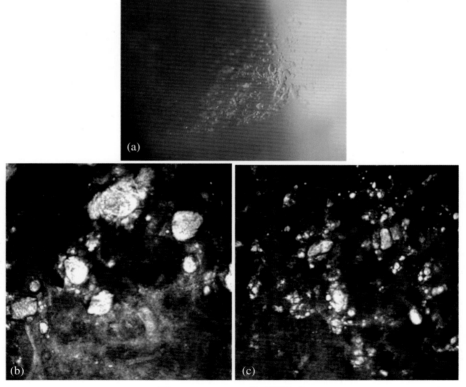

图 4.88　LASIK 术后照片 I

（a）LASIK 术后层间强反光沉积物的裂隙灯照片；（b）（c）LASIK 术后层间反光沉积物的共聚焦活体显微镜图像

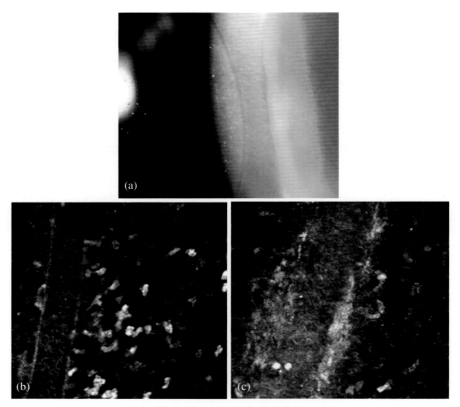

图 4.89   LASIK 术后照片Ⅱ

（a）使用 IntraLase 切削后角膜瓣边缘的裂隙灯照片；（b）相对应的共聚焦活体显微镜图像；（c）由机械微型角膜刀制作的角膜瓣边缘的共聚焦活体显微镜图像（值得注意的是，其瓣边缘不如 IntraLase 制作瓣清晰）

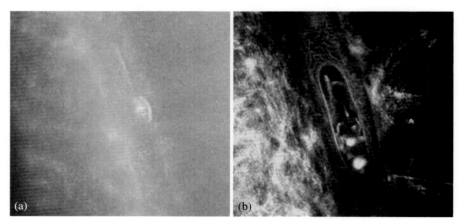

图 4.90   LASIK 术后照片Ⅲ

（a）裂隙灯照片显示，在角膜瓣边缘由于夹杂的物质而引起的上皮囊肿；（b）相对应的共聚焦活体显微镜图像

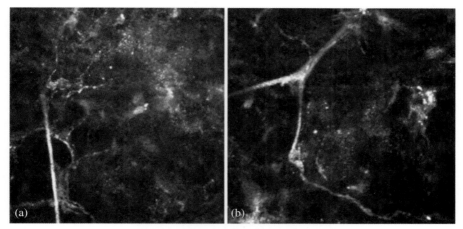

图 4.91　LASIK 术后照片Ⅳ

（a）（b）6 个月时角膜神经在交界处前方再次出现

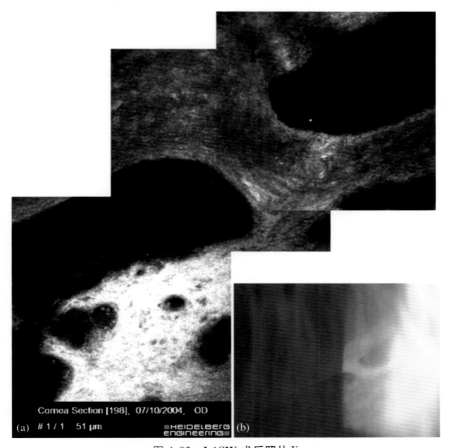

图 4.92　LASIK 术后照片Ⅴ

（a）共聚焦活体显微镜图像；（b）相对应的角膜瓣边缘纤维化的裂隙灯照片

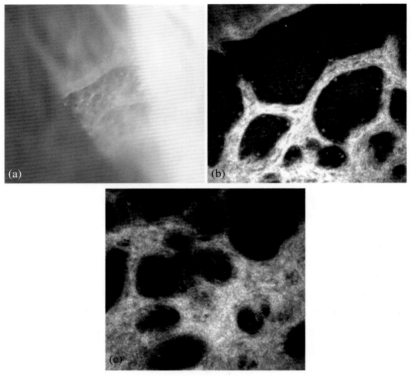

图 4.93　LASIK 术后并发症 I
（a）层间纤维化的裂隙灯照片；(b)(c) 相对应的共聚焦活体显微镜图像

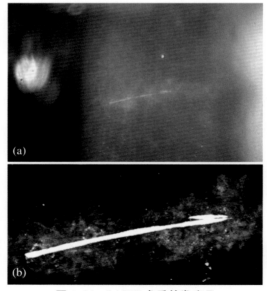

图 4.94　LASIK 术后并发症 II
（a）层间可见一条来自于眼用止血海绵的纤维；(b) 相对应的活体共聚焦显微镜图像

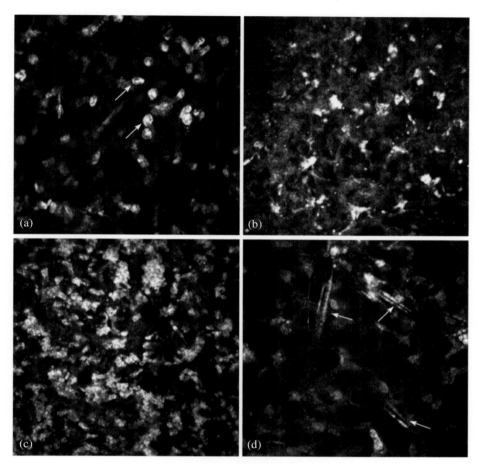

图 4.95　LASIK 术后并发症Ⅲ

（a）术后第 5 天出现的撒哈拉综合征（可见反光的炎症细胞）；（b）术后第 7 天（层间残余的炎症细胞）；（c）大量反光细胞（可能是中性粒细胞）；（d）大量轨道样的结构（可能是中性粒细胞的降解产物）

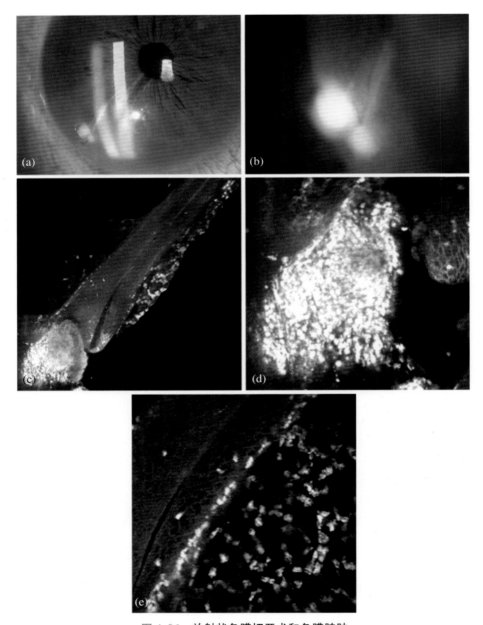

图 4.96   放射状角膜切开术和角膜脓肿

（a）（b）放射状角膜切开术后的患者裂隙灯照片，可见切口处角膜脓肿；（c）同一患者的共聚焦活体显微镜图像（上皮和基质浸润的高反光，周围炎症细胞浸润）；（d）构成脓肿的中性粒细胞发生改变；（e）大量巨噬细胞和/或中性粒细胞迁移越过切口

4.6　后　弹　力　层

4.6.1　正常解剖学

跟前弹力层一样,后弹力层为无定形结构,因此在健康受试者中无法观察到。

4.6.2　病理表现

后弹力层褶皱见图 4.97。

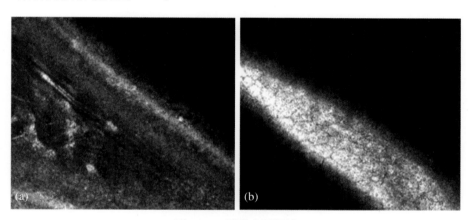

图 4.97　后弹力层褶皱

（a）斜切面可以看到后基质和内皮细胞之间的结构出现变化;（b）内皮细胞的边界模糊

4.7　内皮细胞和小梁结构

4.7.1　正常解剖学

内皮细胞由规则的六边形反光细胞组成,细胞核通常不可见,细胞质反光强于细胞边界,因此明亮的细胞质之间会出现一个黑暗的细胞边界网络。内皮细胞密度可通过细胞计数来确定(图 4.98～图 4.102)。

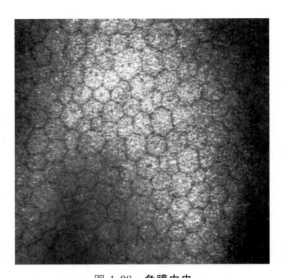

图 4.98　角膜内皮

（由单层规则排列的六角形细胞组成，完全覆盖角膜后表面。与基底
细胞不同，内皮细胞的细胞质反光，细胞边界较暗，细胞核不可见）

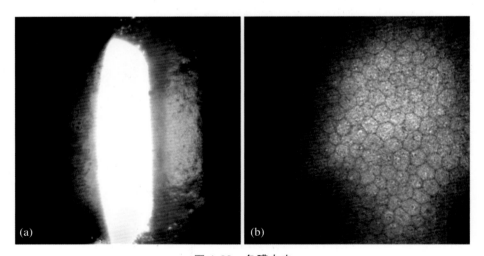

图 4.99　角膜内皮

（a）正常内皮细胞的裂隙灯照片；（b）正常内皮细胞的共聚焦活体显微镜图像

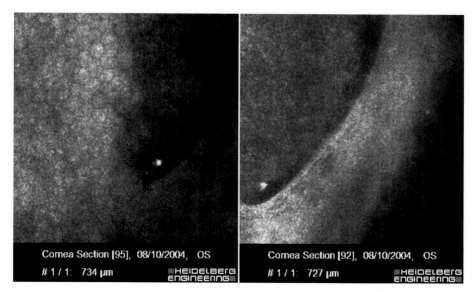

图 4.100　小梁结构：内皮边缘的 Schwalbe 线

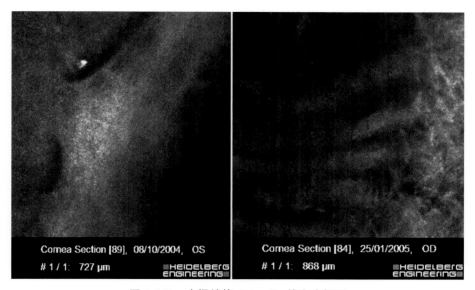

图 4.101　小梁结构：Schwalbe 线和小梁网

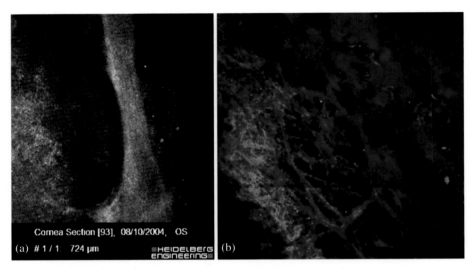

图 4.102　小梁结构

（a）Schwalbe 线和小梁网的共聚焦活体显微镜图像；（b）同一区域的离体组织学图像

4.7.2　病理表现

内皮细胞和小梁结构相关的部分病理表现见图 4.103～图 107。

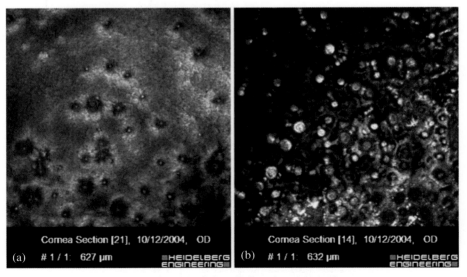

图 4.103　角膜内皮营养不良：滴状角膜

（Cornea guttata）

（a）～（c）内皮细胞水平可见圆形的低反光结构（角膜小滴），中央偶见反光物质；（d）～（f）角膜基质：可见纤维化和活化的角膜基质细胞

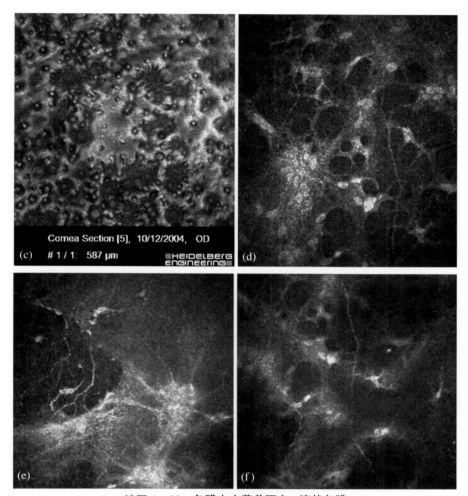

续图 4.103　角膜内皮营养不良：滴状角膜

（a）～（c）内皮细胞水平可见圆形的低反光结构（角膜小滴），中央偶见反光物质；（d）～（f）角膜基质：可见纤维化和活化的角膜基质细胞

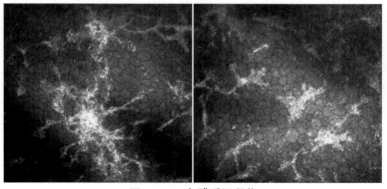

图 4.104　角膜后沉积物

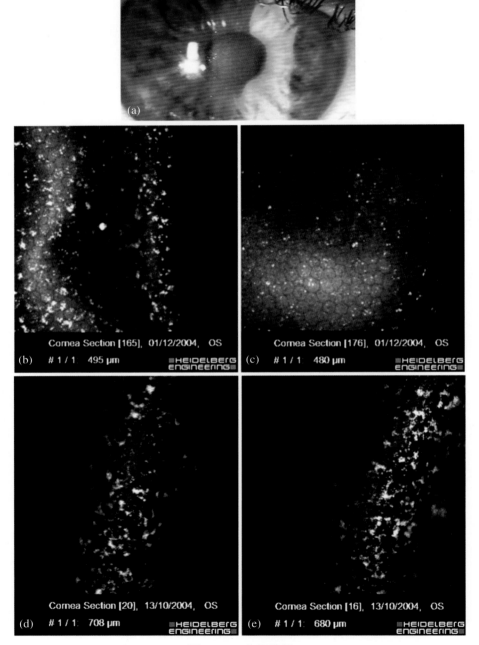

图 4.105　色素散播

（a）50 岁男性裂隙灯照片（可见角膜后壁纺锤形色素沉积）；（b）～（e）色素散播：色素沉积在内皮细胞上

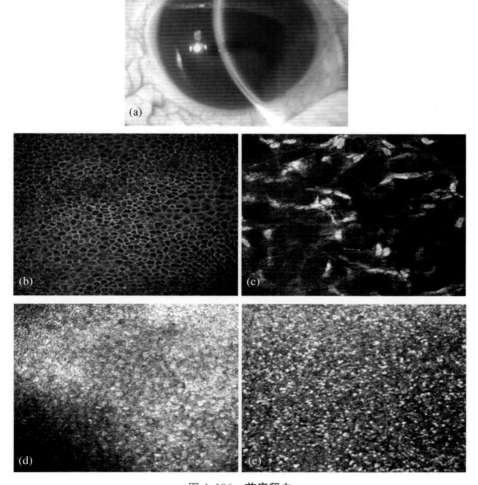

图 4.106　前房积血

（a）60 岁男性患有增生性糖尿病视网膜病变并前房积血的裂隙灯照片；（b）（c）上皮（$z = 20$ mm）（b）和基质（$z = 217$ mm）（c）结构正常；（d）内皮细胞不规则，细胞边界不清，细胞核可见；（e）前房较深，可见红细胞

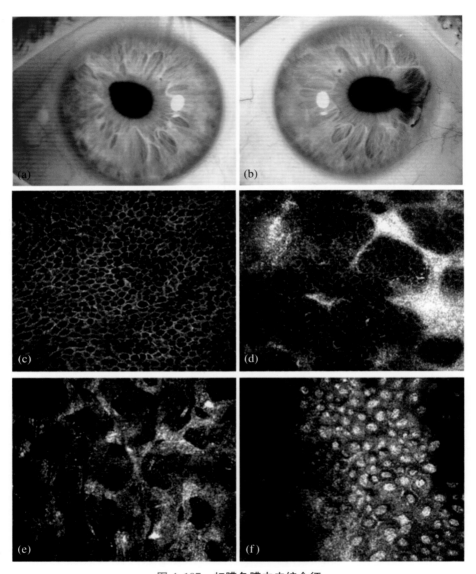

图 4.107   虹膜角膜内皮综合征

35 岁虹膜角膜内皮综合征女性患者,右眼(a)和左眼(b)的裂隙灯照片;(c)上皮中间细胞正常($z=28$ mm);(d)在基底细胞层水平($z=49$ mm),正常结构细胞之间可见高反光的纤维;(e)基质中细胞质可见,可能是由于基质细胞活化所致($z=149$ mm);(f)内皮结构明显异常,细胞呈圆形而非六角形,高反光的细胞核清晰可见($z=621$ mm)

4.8　眼内结构（晶状体、虹膜）

4.8.1　正常解剖学

非接触式活体共聚焦显微镜的光学原理见图 4.108。

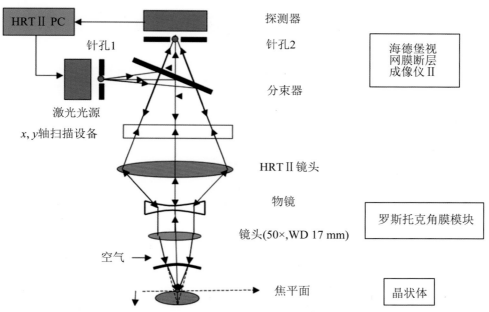

图 4.108　晶状体的非接触式活体共聚焦显微镜激光扫描的光学原理

非接触式活体共聚焦显微镜下的眼内结构图像见图 4.109～图 4.117。

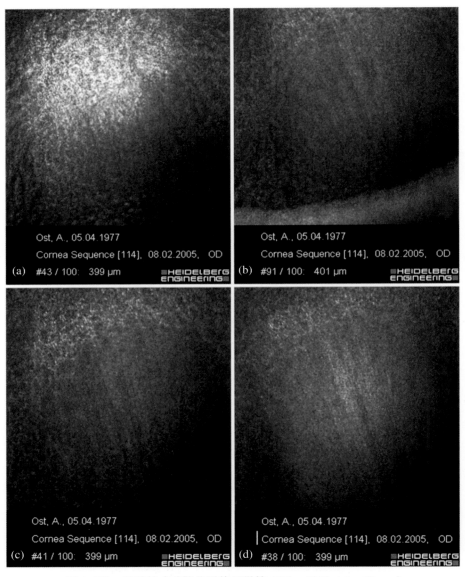

图 4.109　非接触式共聚焦活体显微镜（Nikon×50；tube：20 mm）

（a）晶状体上皮；（b）～（d）晶状体纤维

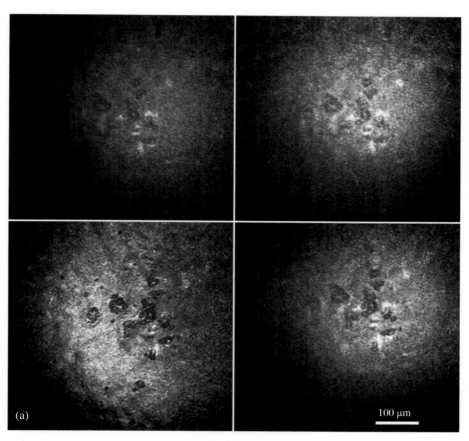

图 4.110　人晶状体 z 轴扫描(活体)

（a）晶状体上皮；(b) 具有纤维的晶状体核；(c) 晶状体的背面

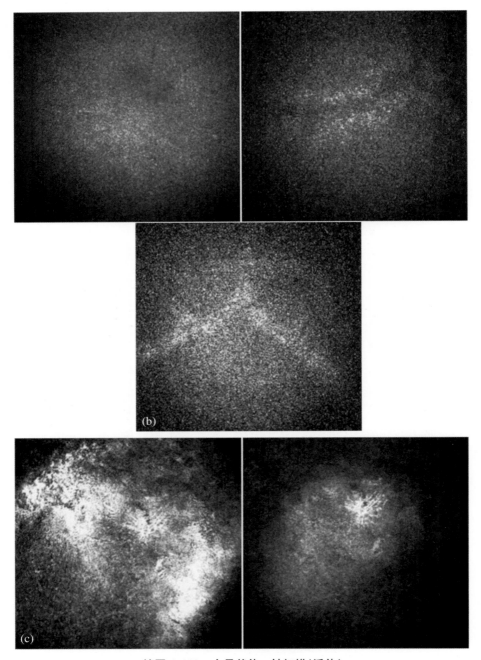

续图 4.110　人晶状体 z 轴扫描(活体)

(a) 晶状体上皮;(b) 具有纤维的晶状体核;(c) 晶状体的背面

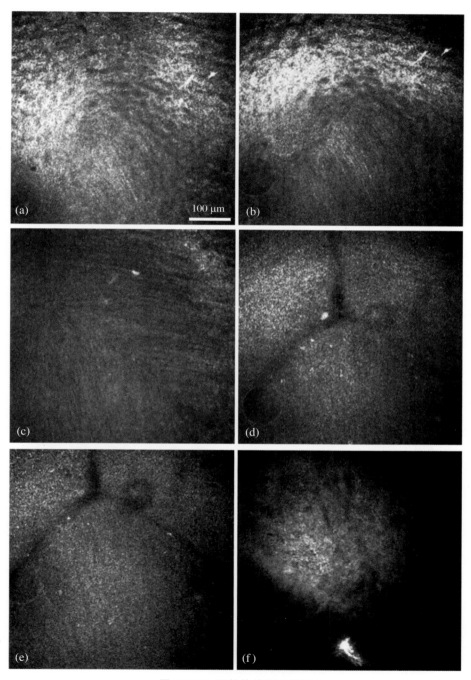

图 4.111　晶状体的微观结构

（a）晶状体上皮；（b）～（e）晶状体纤维；（f）后囊膜的细胞结构

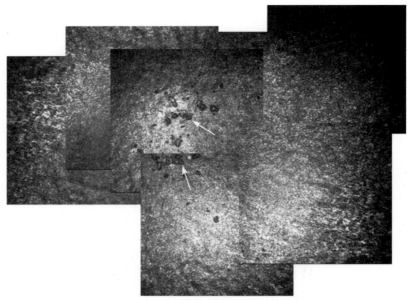

图 4.112　带有小缺损的晶状体上皮前表面
（箭头所示）

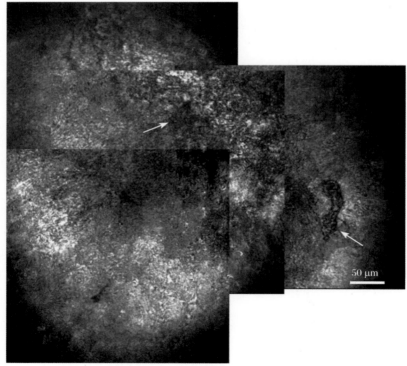

图 4.113　人晶状体的背面(活体)
（箭头所示为不完整的细胞结构）

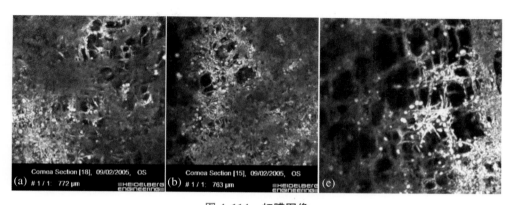

图 4.114　虹膜图像

(a)(b)(c) 虹膜的共聚焦活体显微镜图像

4.8.2　病理表现

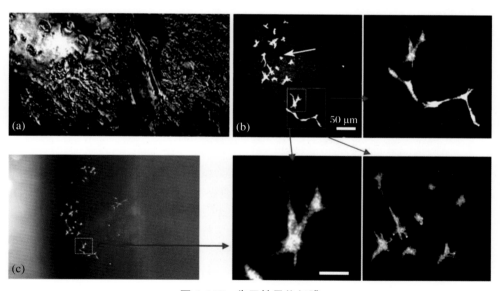

图 4.115　先天性异位虹膜

(a) 晶状体背面;(b) 色素上皮细胞(箭头所示);(c) 裂隙灯照片

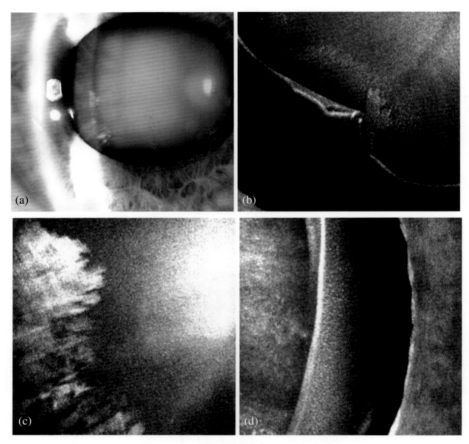

图 4. 116　假性剥脱性青光眼、白内障
（a）患有假性剥脱性青光眼、白内障的 80 岁女性（患者的裂隙灯照片（右眼视力 12/ 20，左眼视力 16/20；共聚焦显微镜图像，非接触式检查）；（b）晶状体前表面的假性剥脱线；（c）晶状体周边可见白内障形成；（d）虹膜右侧可见假性剥脱线

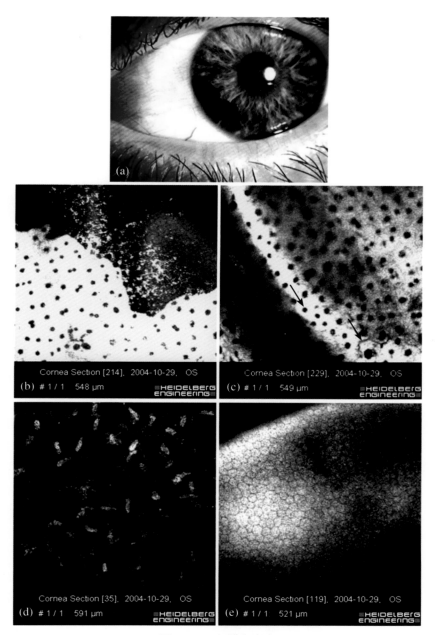

图 4.117　虹膜色素痣

（a）43 岁女性患者（主诉左眼深棕色的斑点，裂隙灯检查发现左眼鼻侧角膜后表面有一个色素沉着的扁平肿瘤）；（b）共聚焦激光扫描显微镜显示位于内皮后表面的高反光组织，色素散播于邻近的内皮表面；（c）可见类似于细胞核的低反光的细胞结构，边界可辨认；（d）（e）角膜各层无浸润迹象，病变上方的角膜基质无变化，周围内皮细胞无变形

4.9　角膜缘区域

4.9.1　正常解剖结构

因为是角膜与结膜的过渡区域,所以角膜缘在解剖上尤为重要。在免疫反应中,免疫细胞不仅能够穿过角膜缘到达角膜,成为新萌发的角膜血管的来源;而且,作为角膜干细胞的起源地,在角膜再生中也起着重要作用。

角膜缘是位于角膜上皮细胞与结膜上皮交界的稀薄组织,由10~12层细胞组成。这个区域是角膜缘干细胞所在处,包含呈放射状排列的小梁的结膜组织(Vogt角膜缘栅栏)[16,74]。不仅如此,因为角膜缘有多种细胞类型(比如杯状细胞),并且每个细胞层的排列不是严格平行于表面,所以结膜上皮的排列并不一致[17]。

在共聚焦显微镜下可以观察到,与角膜细胞不同,结膜上皮细胞反光更强、体积更小、边界不清,而细胞核相对更大、更明亮。角结膜交界区细胞的特点是反射率不等,细胞形状和大小变异性显著。角膜缘Vogt栅栏常表现为自球结膜延伸出平行的小梁样结构(图4.118)。在交界的位置,结膜上皮细胞通常表现为舌状的延伸,大部分都界限明显,尤其处于深层末端的孤立细胞或细胞群的细胞边缘会非常明亮,细胞质也会明亮,这样的细胞可能是分泌细胞。角膜缘血管丛的血管位于上皮下靠近角膜缘的结膜区域,在其管腔中可以看到流动的血细胞(图4.119~图4.123)。

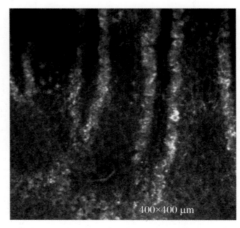

图4.118　角膜缘Vogt栅栏(6点位置接近角膜缘,结膜小梁样自外周(在这张图片中是从下方)放射状延伸至角膜)

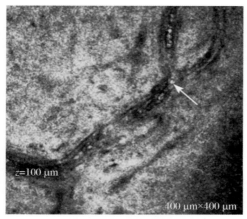

图 4.119　9 点处角膜缘

（可见结膜血管分支接近角膜缘处红细胞（箭头处））

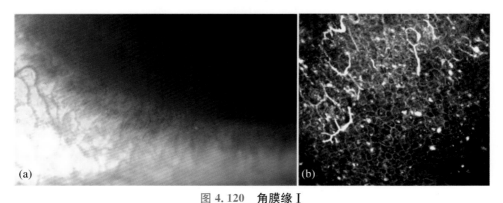

图 4.120　角膜缘 Ⅰ

（a）角膜缘色素沉积的裂隙灯照相；（b）周边角膜细胞：色素沉积对应处可见大量树突状细胞和高反射结构

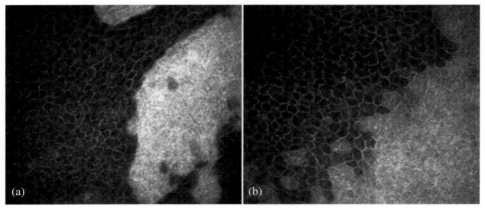

图 4.121　角膜缘 Ⅱ

（a）（b）角膜细胞（黑色细胞）和结膜细胞（反光细胞）间的正常连接

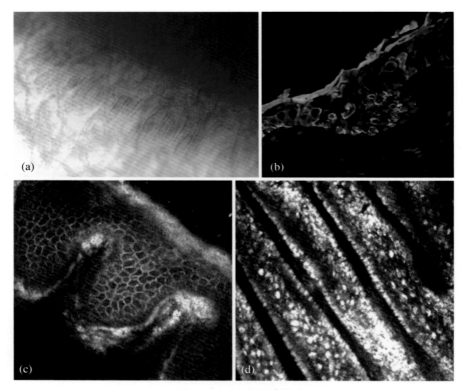

图 4.122   正常角膜缘

（a）正常角膜缘和 Vogt 栅栏的裂隙灯照片；（b）正常角膜缘的免疫组化：细胞
角蛋白 K19（绿色）和碘化丙锭 PI（红色）染色；（c）活体共聚焦显微镜照相，斜截
面：Vogt 栅栏；（d）活体共聚焦显微镜照片：Vogt 栅栏

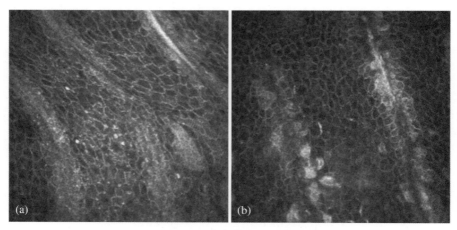

图 4.123   正常角膜缘和 Vogt 栅栏

（a）（b）2 种不同深度的 Vogt 栅栏，上皮干细胞被认为位于 Vogt 栅栏之间；（c）
（d）Vogt 栅栏的免疫组化照片：上皮细胞（红色），干细胞 ABCG$_2$ 染色（绿色）

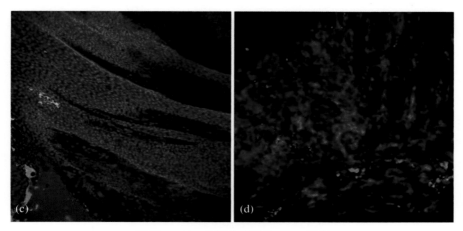

续图 4. 123　正常角膜缘和 Vogt 栅栏

（a）（b）2 种不同深度的 Vogt 栅栏，上皮干细胞被认为位于 Vogt 栅栏之间；（c）（d）Vogt 栅栏的免疫组化照片：上皮细胞（红色），干细胞 $ABCG_2$ 染色（绿色）

4.9.2　病理表现

眼内结构的病理表现见图 4.124～图 4.138。

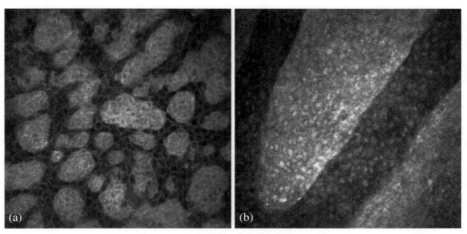

图 4. 124　炎症疾病重点病理性角膜缘

（a）（b）角膜细胞（黑色细胞）与结膜细胞（反光细胞）间连接异常

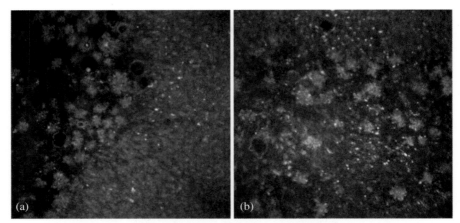

图 4.125   春季角结膜炎的病理性角膜缘
角膜上皮细胞内的炎症细胞和结膜细胞岛

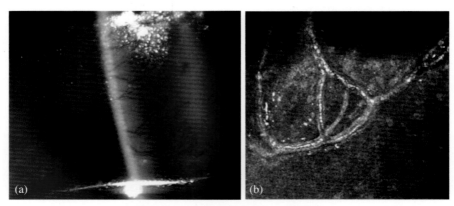

图 4.126   角膜新生血管——病例 I
（a）角膜新生血管的裂隙灯照片；（b）角膜新生血管的活体共聚焦显微镜照片：新生血管环

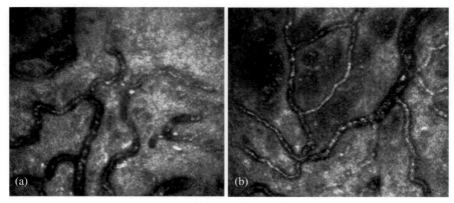

图 4.127   角膜新生血管——病例 II
（a）（b）角膜血管；（c）角膜新生血管（血管周围的高反光炎症细胞和血管内圆形反光细胞）

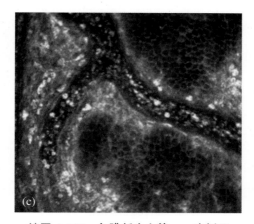

续图 4.127　角膜新生血管——病例 Ⅱ

（a）（b）角膜血管；（c）角膜新生血管（血管周围的高反光炎症细胞和血管内圆形反光细胞）

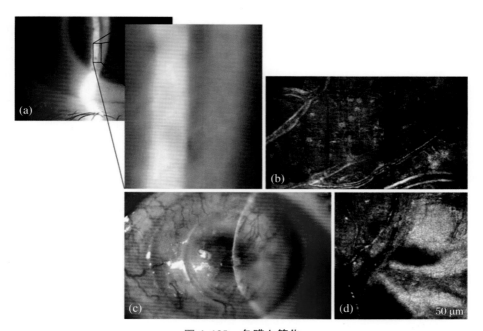

图 4.128　角膜血管化

（a）53 岁幻影血管女性患者的裂隙灯下影像；（b）共聚焦显微镜下影像（显示周边角膜深基质层可见空血管）；（c）73 岁女性患者的裂隙灯下影像（穿透性角膜移植后植床植片可见新生血管形成）；（d）共聚焦图像显示角膜上皮中有毛细血管和明亮的细胞体（红细胞）

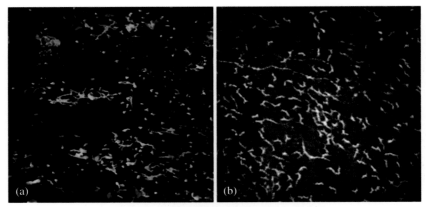

图 4.129　炎症,树突状细胞——病例Ⅰ

（a）免疫组化:周边角膜的树突状细胞(绿色);(b)活体共聚焦显微镜:高反光树突状细胞

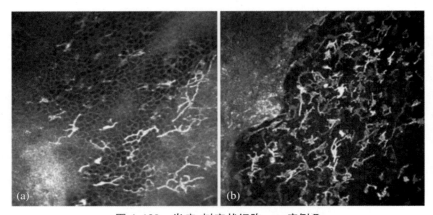

图 4.130　炎症:树突状细胞——病例Ⅱ

（a）（b）眼表炎性疾病患者周边角膜中大量高反射树突状细胞

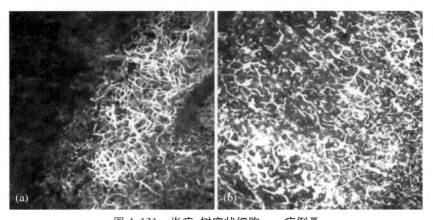

图 4.131　炎症:树突状细胞——病例Ⅲ

（a）（b）严重春季角结膜炎患者的角膜中主要为树突状细胞浸润

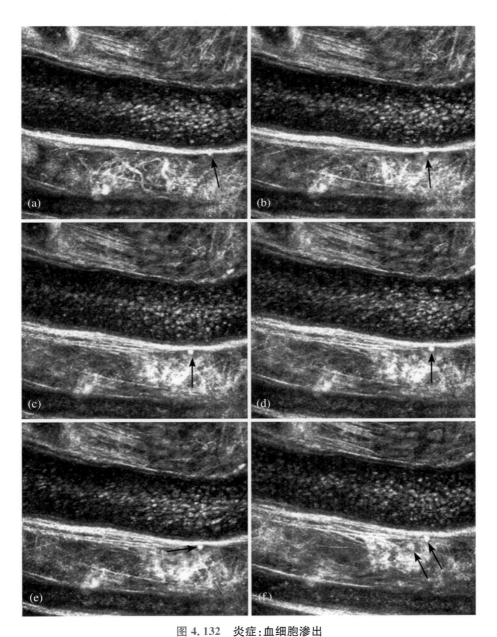

图 4.132　炎症：血细胞渗出

(a)～(e) 活体共聚焦显微镜连续拍摄显示血细胞渗出(1 个炎症细胞(箭头处)穿过血管内皮,然后获得树突状细胞的成熟表型(e)(f))

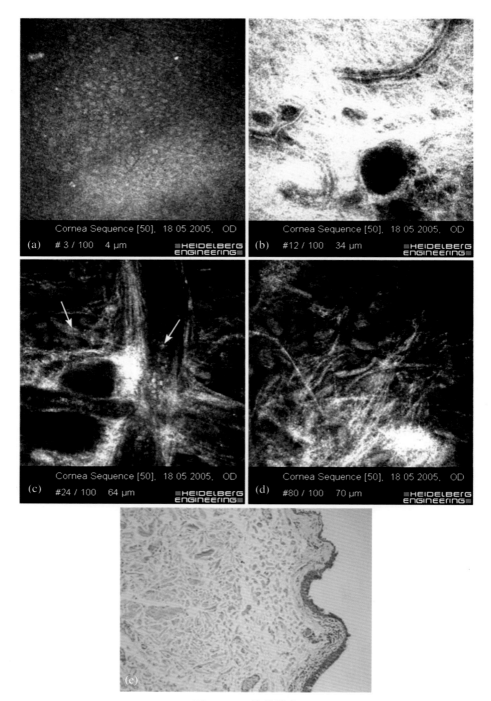

图 4.133　淀粉样变

（a）～（e）正常结构的结膜（a）在球结膜下（b）在血管之间（右箭头），可见小叶状组织（左箭头）（c）（d）这与组织活检结果高度一致；（e）正常结膜组织切片

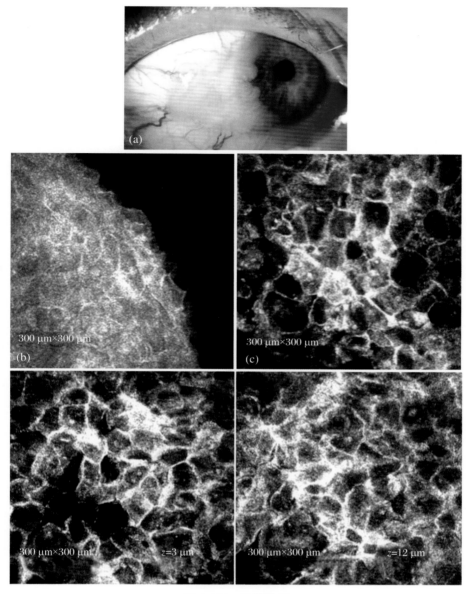

图 4.134　结膜肿瘤

（a）裂隙灯检查（白色结膜肿瘤伴新生血管形成，从颞侧侵入透明角膜，病变位于上皮层和浅基质层）；（b）角膜上皮边缘的高反射化生结膜组织（翼状细胞层）；（c）肿瘤性角膜组织的表面（多形性细胞具有多样细胞质反光）；（d）（e）从疏松结构的上皮表面到更深的低对比度肿瘤组织的焦深增加的图像系列

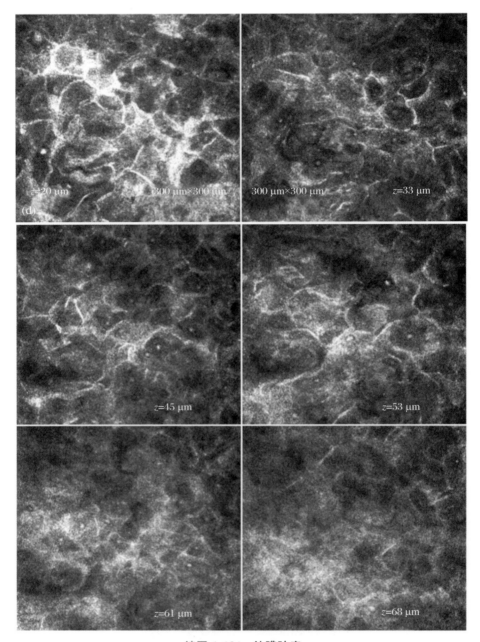

续图 4.134   结膜肿瘤

（a）裂隙灯检查（白色结膜肿瘤伴新生血管形成，从颞侧侵入透明角膜，病变位于上皮层和浅基质层）；（b）角膜上皮边缘的高反射化生结膜组织（翼状细胞层）；（c）肿瘤性角膜组织的表面（多形性细胞具有多样细胞质反光）；（d）（e）从疏松结构的上皮表面到更深的低对比度肿瘤组织的焦深增加的图像系列

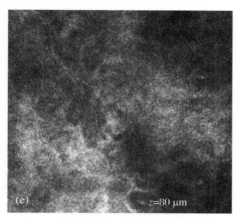

续图 4.134　结膜肿瘤

（a）裂隙灯检查（白色结膜肿瘤伴新生血管形成，从颞侧侵入透明角膜，病变位于上皮层和浅基质层）；（b）角膜上皮边缘的高反射化生结膜组织（翼状细胞层）；（c）肿瘤性角膜组织的表面（多形性细胞具有多样细胞质反光）；（d）（e）从疏松结构的上皮表面到更深的低对比度肿瘤组织的焦深增加的图像系列

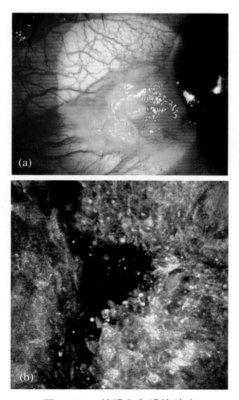

图 4.135　结膜和角膜缘肿瘤

（a）55 岁女性患者的裂隙灯下影像（角膜缘肿瘤）；（b）～（d）大量细胞异常，细胞核异常，多形性

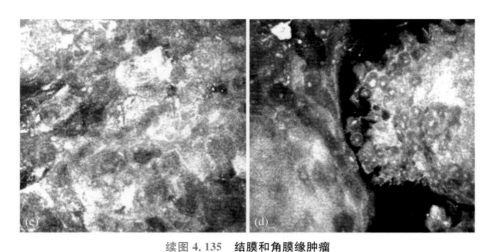

续图 4.135　结膜和角膜缘肿瘤
（a）55 岁女性患者的裂隙灯下影像（角膜缘肿瘤）；（b）～（d）大量细胞异常，细胞核异常，多形性

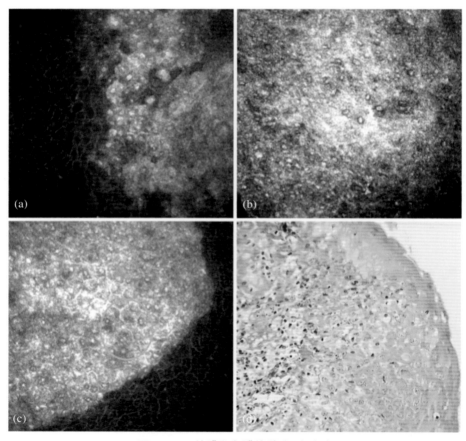

图 4.136　结膜和角膜缘肿瘤：上皮瘤
（a）～（c）大量细胞异常；（d）病理组织学切片检查

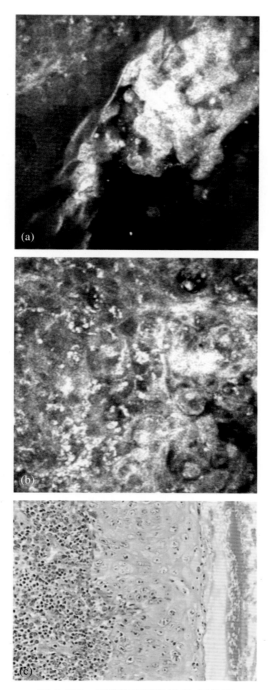

图 4.137　结膜和角膜缘肿瘤:原位癌
(a)(b) 大量细胞异常:多态性、异常和不规则反射率;(c) 病理组织学切片检查

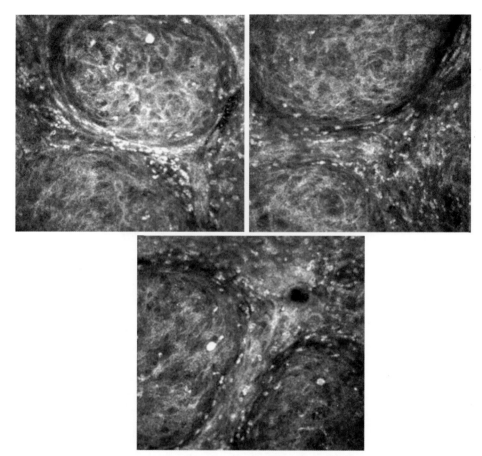

图 4. 138　结膜和角膜缘肿瘤:活体共聚焦显微镜图像重建显示细胞间的不规则增殖巢

4.10　结　　膜

不同区域的上皮表现为不同的形态。

睑结膜包含 2~3 层柱状上皮,单个的杯状细胞和淋巴管。上皮的深层是固有层的网状疏松结构,这是高度血管化的纤维网格乳头状结构,其包含游离细胞(淋巴细胞、浆细胞)和偶尔会出现淋巴的滤泡;炎症状态下淋巴滤泡数量显著增加,腺体包裹也较小。固有层与结膜下深层连续,结膜下层更致密,与睑板紧密融合。

与此相反的是,球结膜由多层鳞状上皮和许多杯状细胞组成。结膜深层是非常疏松的网状组织,高度可移动的结缔组织伴有明显的毛细血管网。

4.10.1　正常解剖结构

结膜结构图像见图 4.139、图 4.140。

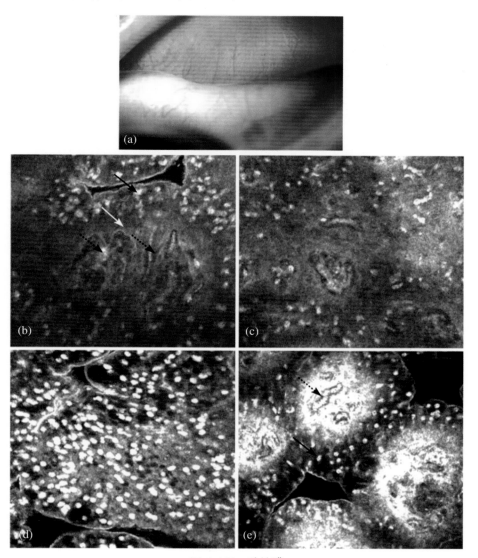

图 4.139　睑结膜

（a）健康上睑结膜的裂隙灯下影像；（b）结膜上皮可见高反光细胞（可能是杯状细胞（黑色箭头）；基底膜下（白色箭头）可见下层结缔组织的固有层，有许多小血管和一些高反光的圆形细胞，可能是淋巴细胞（虚线箭头））；（c）结膜下的结缔组织有血管和高反射细胞（淋巴细胞，浆细胞）；（d）健康人结膜淋巴滤泡；（e）上皮（黑色箭头）；有血管的固有层（虚线箭头）

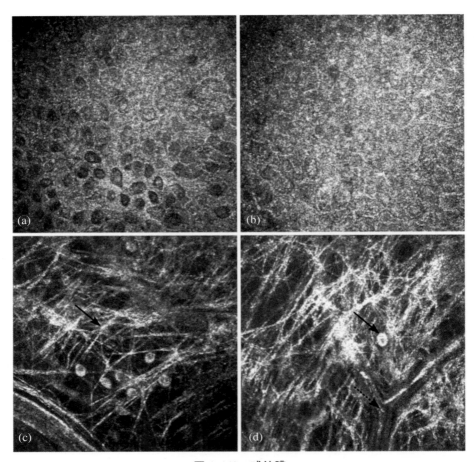

图 4.140　球结膜

（a）浅层结膜上皮（$z = 3\ \mu$m，上皮结构不像角膜那样排列整齐；细胞边界比胞浆明亮，在有些细胞中可见一个明亮的细胞核）；（b）深层结膜上皮（$z = 10\ \mu$m）；（c）（d）固有层有高反光的格子样结缔组织（一些有高反光细胞（黑色箭头）和血管（虚线箭头））

4.10.2　病理表现

结膜病理表现见图 4.141～图 4.147。

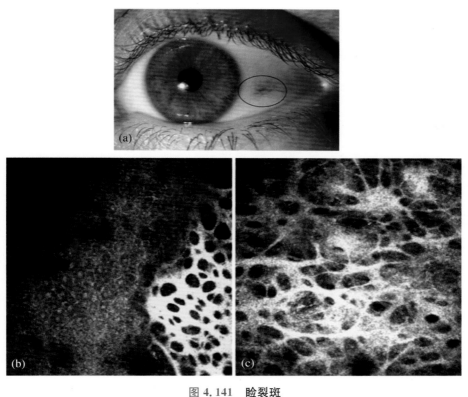

图 4.141　睑裂斑

（a）睑裂版裂隙灯下影像；（b）（c）活体共聚焦显微镜示在结膜细胞间的高反光组织

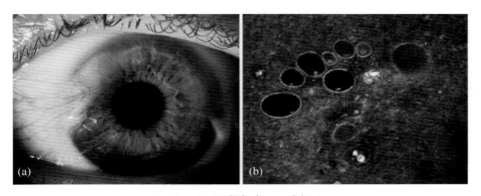

图 4.142　翼状胬肉——病例 Ⅰ

（a）33 岁男性翼状胬肉患者裂隙灯下影像；（b）翼状胬肉表面活体共聚焦显微镜下影像：结膜上皮细胞间的微囊肿；（c）（d）翼状胬肉的反光基质层

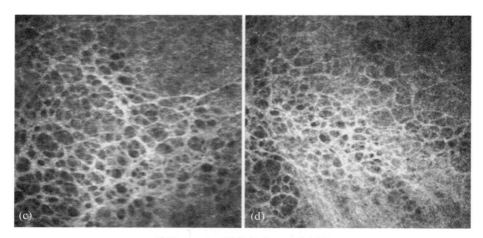

续图 4.142　翼状胬肉——病例 I

(a) 33 岁男性翼状胬肉患者裂隙灯下影像;(b) 翼状胬肉表面活体共聚焦显微镜下影像:结膜上皮细胞间的微囊肿;(c)(d) 翼状胬肉的反光基质层

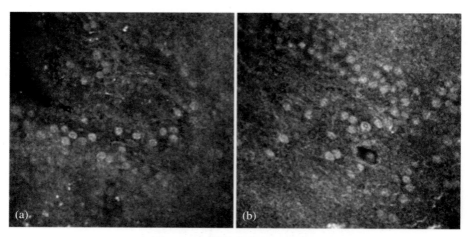

图 4.143　翼状胬肉——病例 II

(a)(b) 翼状胬肉表面图像:大量杯状细胞(反光圆形细胞);(c) 印迹细胞学:证实了上皮(红色)内大量杯状细胞(绿色)

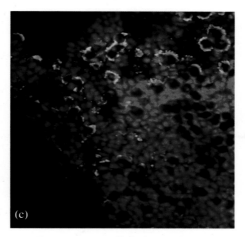

续图 4.143　翼状胬肉——病例 Ⅱ

（a）（b）翼状胬肉表面图像：大量杯状细胞（反光圆形细胞）；（c）印迹细胞学：证实了上皮（红色）内大量杯状细胞（绿色）

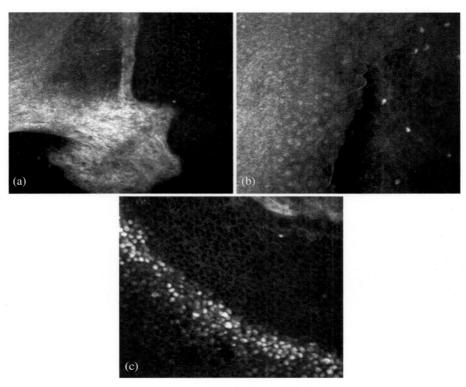

图 4.144　翼状胬肉——病例 Ⅲ

（a）（b）翼状胬肉头部的活体共聚焦显微镜；（c）翼状胬肉头部：翼状胬肉头部边缘在角膜上皮内的高反光沉积

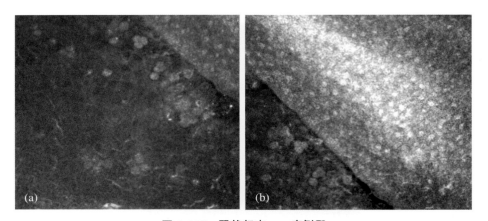

图 4.145　翼状胬肉——病例Ⅳ

（a）（b）翼状胬肉头部，翼状胬肉边缘在角膜上皮内的结膜细胞浸润（反光细胞））

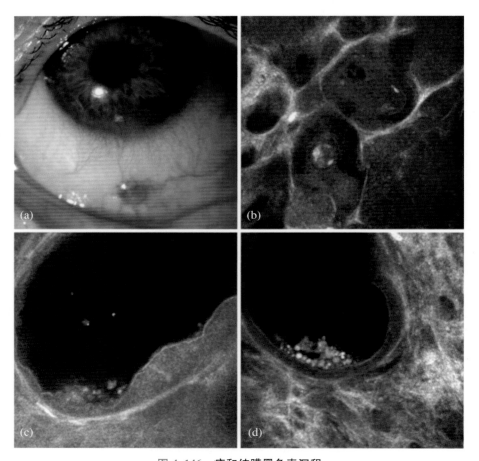

图 4.146　痣和结膜黑色素沉积

（a）50 岁男性患者裂隙灯下影像（下方结膜痣）；（b）～（d）活体共聚焦显微镜下影像（痣内囊肿）

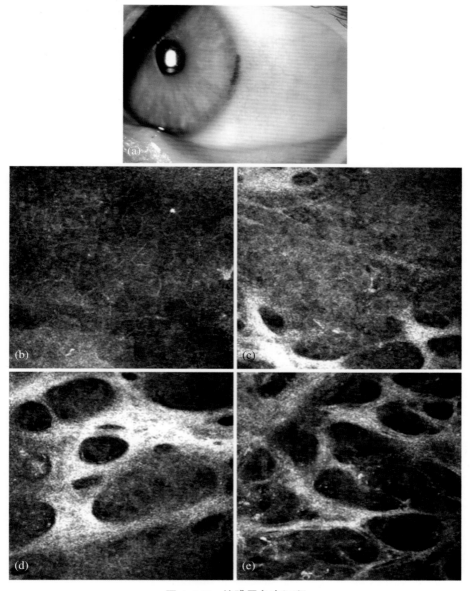

图 4.147　结膜黑色素沉积

（a）23 岁男性患者的角膜缘区域裂隙灯下影像；（b）正常多边形浅层结膜细胞（3 μm）；（c）（d）深结膜层周围有高度反光的隔膜样结构（20～25 μm）；（e）在 49 μm 的深度，因为隔膜样组织的强反光，看起来更像囊肿，隔膜间的空间看起来像空的

4.11　眼　　睑

人类眼睑有 4 层[67]，最内层是结膜（见 4.148），分隔泪膜与眼球；结膜组织由包含散落杯状细胞的非角化上皮薄层和含有许多血管和免疫活性细胞的基质部分组成。

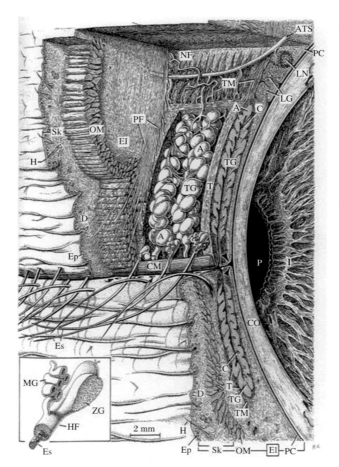

图 4.148　眼睑结构示意图

（改编自：KRSTIC R V. Human microscopic anatomy：An atlas for students of medicine and biology[M]. Berlin，Heidelberg，New York：Springer-Verlag，1991.）

与结膜层相连的是眼睑的睑板层。这是一层致密的纤维结缔组织，可以稳定人的眼睑并赋予其形状[56]，是提上睑肌的主要附着点之一[2]。

　　肌肉层由眼轮匝肌和部分提上睑肌组成。其中,眼轮匝肌在概念上分为 3 个区:眶部、睑部和泪囊部。

　　眼睑的最外层是表皮层。与周围皮肤的表皮层相比,眼睑的表皮层极薄,只由 3～4 层表皮细胞构成。睑缘由皮肤的上皮细胞覆盖[96]。Marx 线,或者灰线,是位于睑缘的最内侧边缘与结膜相连的是皮肤黏膜连接[15]。眼睑的前缘是由浓厚、短、卷曲 2～3 行排列的睫毛,内缘是睑板腺开口。泪点在距内眦约 1/6 眼睑长度的位置,稍隆起。睫毛[21]是密、短、小弧度的毛发,通常有两到三排。

　　人类眼睑包含不同类型的腺体,其中最大的是睑板腺。在上下眼睑内共有 20～25 排互不交通的腺管,每个腺管都通过自己的开口分泌脂质。通过共聚焦活体显微镜获得的睑板腺图像已在文献[36,55]中给出。然而,由于这些腺体在睑板中的位置较深,共聚焦可视化似乎存在问题。

　　眼睑中较小的腺体是位于睑板上缘的 Wolfring 副腺和位于穹窿附近的 Krause 腺。Zeis 腺体直接附着在睫毛的毛囊上,产生皮脂腺分泌物。Moll 腺体本质上是一种特殊的汗腺,位于眼睑边缘附近。汗腺散布在眼睑的真皮层[67]。

　　眼睑的功能是保护眼睛免受外伤和过强的光线。随着眼睑的每一次瞬目,泪膜分布在眼球上防止眼干。

　　正常眼睑的裂隙灯下影像如图 4.149 所示。共聚焦显微镜可检查眼睑浅表结构的病理性改变,如肿瘤或炎症(图 4.149～图 4.156)。通过观察微观的形态变化客观评估眼睑炎的临床情况,不仅是在诊断疾病严重程度方面,而且还有助于分类和确定是否需要额外的抗感染治疗。

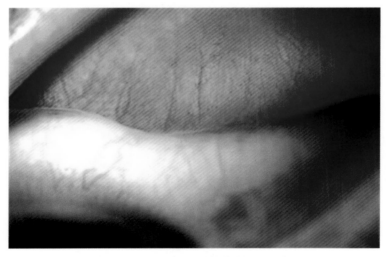

图 4.149　正常眼睑的裂隙灯下影像

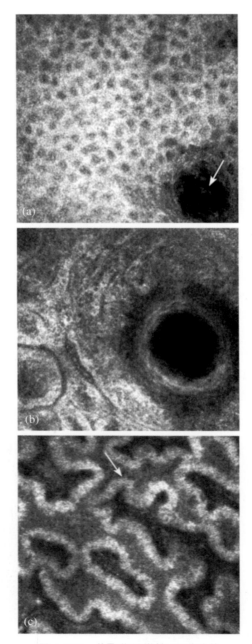

图 4.150　共聚焦显微镜:下睑边缘

(a) 眼睑边缘皮肤的浅层细胞(5 μm),带有睑板腺导管的末端(箭头处);(b) 同样的小叶状结构,在 50 μm 的深度有高度反光的腺样上皮(箭头处);(c) 在 45 μm 处为卷曲状细胞结构,推测为基底膜

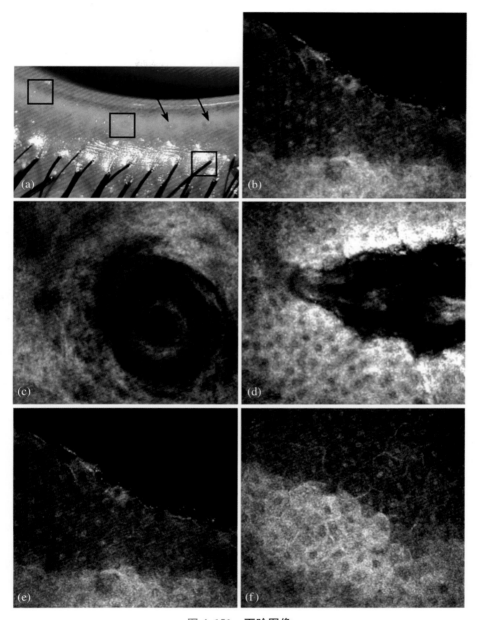

图 4.151 下睑图像

(a) 下睑的裂隙灯下影像（Marx 线用 Lissamine 绿染色，箭头处为睑板腺开口）；(b) 眼睑内缘的共聚焦影像（皮肤黏膜交界处）；(c) 睑板腺管；(d) 睫毛毛囊；(e)(f) Marx 线的共聚焦图像，眼睑皮肤上皮（亮细胞）和睑结膜（暗细胞）的交界处

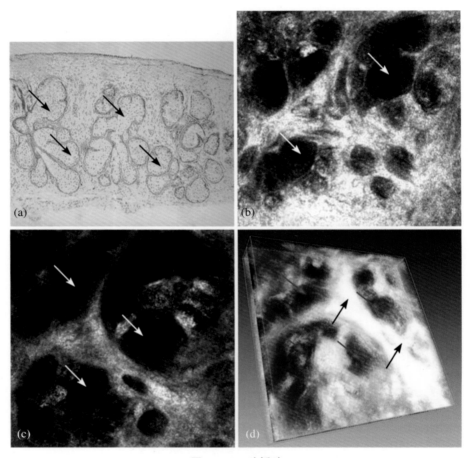

图 4.152　睑板腺

（a）人眼睑的组织学矢状切面（睑板腺以箭头标记）；（b）（c）切除后即刻的离体眼睑矢状切面共聚焦图像（图片深度间隔为 20 μm，睑板腺以箭头标注）；（d）图片的三围重建显示睑板腺（红色箭头）在睑板的纤维组织内（黑色箭头）

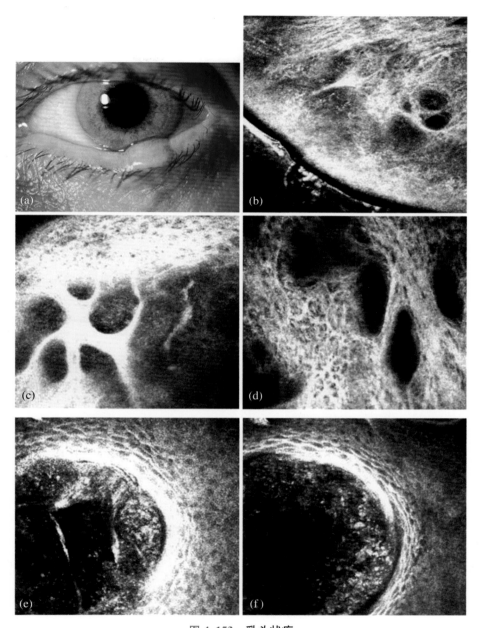

图 4.153 乳头状瘤

(a) 64 岁女性患者的下睑裂隙灯下影像;(b) 病灶边缘(斜切面)的共聚焦图像(45 μm,泪膜在左下角可见);(c) 共聚焦显微镜图像(51 μm,病灶小叶状结构的高反光隔膜);(d) 在病灶深层表现为囊性组织;(e)(f) 病灶中心(浅层 7~12 μm,囊性组织结构被上皮环绕,这可能是扩大的睑板腺或者其他腺体)

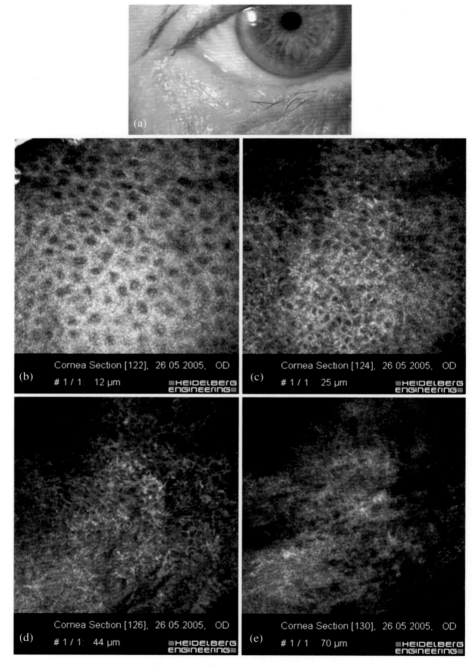

图 4.154   基底细胞癌——病例 I

（a）69 岁男性患者，右眼下睑裂隙灯下影像；（b）～（e）共聚焦显微镜下影像；不规则上皮伴
有多样细胞尺寸和形状，深层尤为多见

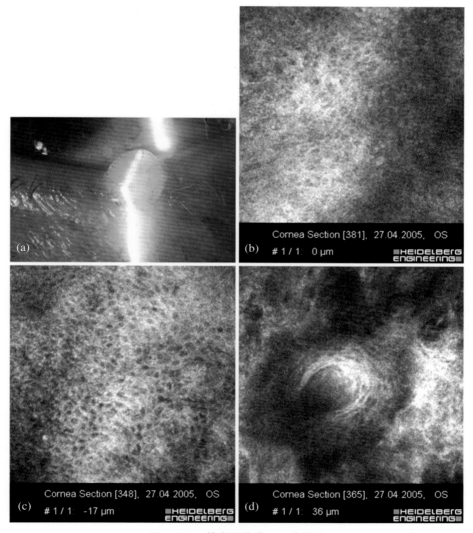

图 4.155   基底细胞癌——病例 Ⅱ

（a）76 岁男性结节状基底细胞癌患者（右眼下睑）；（b）（c）共聚焦显微镜下影像：多样细胞尺寸和形状的不规则上皮；（d）～（f）深层完全不规则且多形性的组织学表现，呈腺样和囊样结构

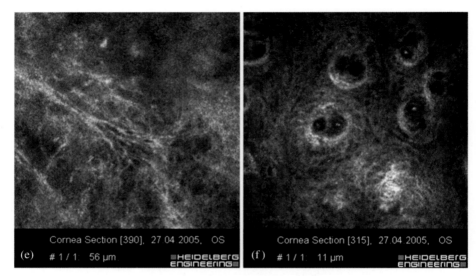

续图 4.155　基底细胞癌——病例Ⅱ

（a）76 岁男性结节状基底细胞癌患者（右眼下睑）；（b）（c）共聚焦显微镜下影像：多样细胞尺寸和形状的不规则上皮；（d）～（f）深层完全不规则且多形性的组织学表现，呈腺样和囊样结构

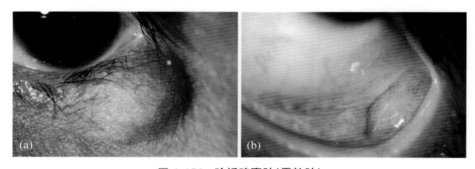

图 4.156　睑板腺囊肿（霰粒肿）

（a）（b）45 岁女性睑板腺囊肿患者的裂隙灯下影像；（c）～（e）结膜面的共聚焦显微镜下影像：结膜上皮（c）；深层小叶样结构，推测是上皮层的水平锥形切面（d）（e）；（f）阻塞的睑板腺开口

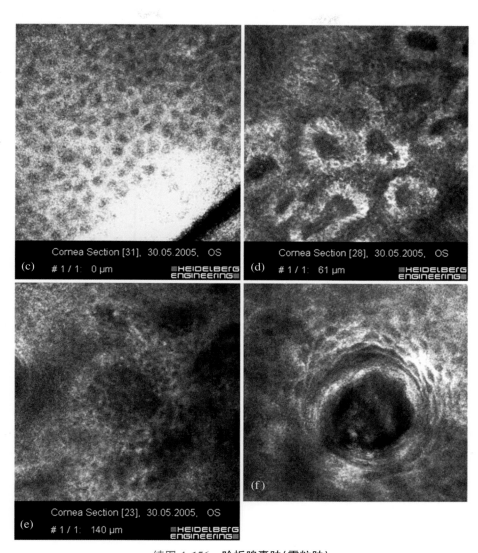

续图 4.156　睑板腺囊肿(霰粒肿)

(a)(b) 45 岁女性睑板腺囊肿患者的裂隙灯下影像;(c)~(e) 结膜面的共聚焦显微镜下影像:结膜上皮(c);深层小叶样结构,推测是上皮层的水平锥形切面(d)(e);(f) 阻塞的睑板腺开口

（董沐晨　苑克兰　石磊　译）

第5章 活体共聚焦显微镜的应用前景

裂隙灯生物显微镜是基于焦点照明和双眼观察的眼科标准诊断工具，现今技术已可以将眼科可见图像从裂隙灯水平提升到细胞水平。

根据在所处环境中细胞间的相互作用，可以识别、区分在原位的细胞和迁移到特定区域的细胞。以前观察不到的群体，如抗原呈递细胞 LCs，现在也可以对其定位和定量。在描述生理和病理现象时，能够观察到细胞以每秒 30 帧的高分辨率迁移通过血管壁。

5.1 青光眼手术

滤过泡的形成取决于术后创伤愈合的过程，它是青光眼手术是否有效和长期预后的决定性因素。大量研究者观察了滤过泡临床变化[10,68]和一些组织学[1,69]改变。临床医生和研究人员可以通过活体共聚焦显微镜在细胞水平区分功能性和非功能性滤过泡[40]。

功能性滤过泡在浅层结膜上皮细胞间有许多与微囊相对应的光学透明区（图 5.1(a)~(c)）。这些滤泡的上皮下的结缔组织图像显示未排列松散的组织（图 5.1(d)(e)）。

在非功能性滤过泡的浅层结膜细胞间只能观察到很少的微囊。（图 5.2(a)~(c)）。滤过泡的上皮下结缔组织致密（图 5.2(d)(e)）。非功能性滤过泡的包裹可以清晰地观察到（图 5.2(g)(h)）。

应用丝裂霉素 C 的功能性滤过泡在浅层上皮内有许多大的微囊（图 5.3(a)(b)），其中一些微囊含有高反光的微粒（图 5.3(c)(d)），这些滤过泡的上皮下组织排列的非常松散（图 5.3(e)）。

滤过泡共聚焦活体显微镜的图像，与既往的体外研究结果有良好的一致性。通过对滤过手术后创伤愈合的在体研究，可以提高对滤过形成活失败的组织学过程的理解。

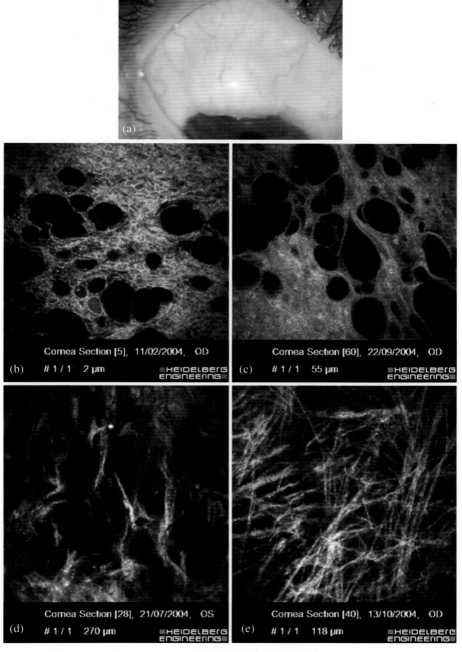

图 5.1　青光眼手术:功能性滤过泡

（a）功能性滤过泡的裂隙灯照片；（b）（c）大量的光学透明区对应结膜上皮的微囊；
（d）（e）疏松的上皮下结缔组织

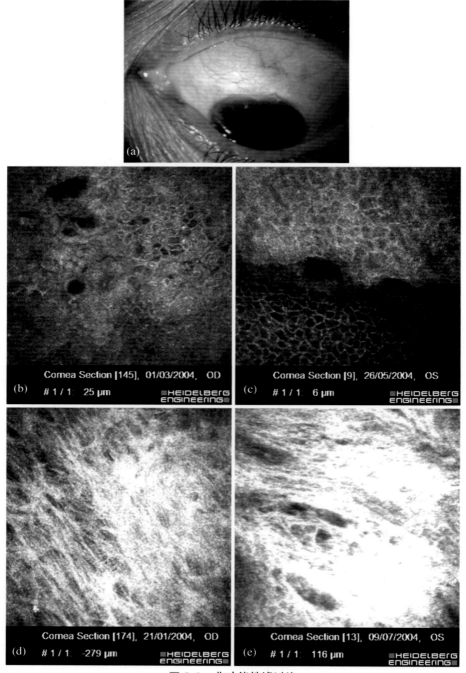

图 5.2 非功能性滤过泡

（a）非功能性滤过泡的裂隙灯照片；（b）（c）结膜上皮可见极少或无微囊；（d）（e）致密的结膜下结缔组织；（f）包裹的非功能性滤过泡的裂隙灯照片；（g）滤过泡周边少量的微囊；（h）滤过泡的周边可见包裹

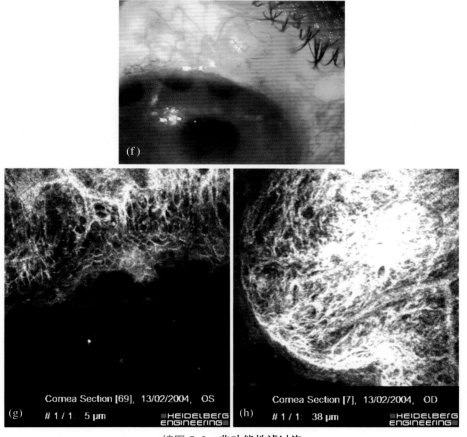

续图 5.2　非功能性滤过泡

（a）非功能性滤过泡的裂隙灯照片；（b）（c）结膜上皮可见极少或无微囊；（d）（e）致密的结膜下结缔组织；（f）包裹的非功能性滤过泡的裂隙灯照片；（g）滤过泡周边少量的微囊；（h）滤过泡的周边可见包裹

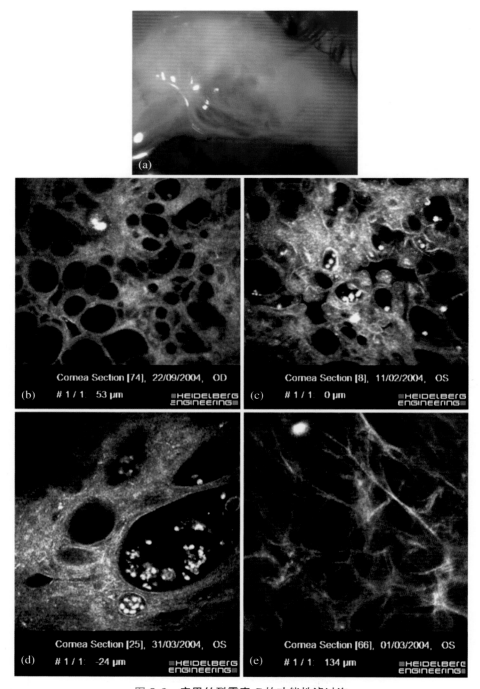

图 5.3　应用丝裂霉素 C 的功能性滤过泡

（a）应用了丝裂霉素 C 的功能性滤过泡的裂隙灯照片；（b）（c）结膜上皮可见大量微囊；（d）微囊内含有大量高反光的微粒；（e）排列松散的结缔组织

5.2　角膜接触镜佩戴者角膜的改变

通过活体共聚焦显微镜，可以明确角膜接触镜佩戴者的角膜形态、厚度和结构的明显变化，推测这些是由于角膜的机械异常或代谢紊乱导致的（图 5.4（a））。

角膜接触镜佩戴者的角膜上皮细胞层（表层、中间和柱状细胞）都表现为有明亮的细胞边界和均匀的深色细胞质。因为细胞直径相对正常对照组较小，细胞数随着细胞层深度增加而增加。前弹力层和上皮下神经丛是上皮和基质之间的区分标志（图 5.4（b））。

表层细胞的特征是有深色的细胞核，细胞质颜色相对正常角膜更暗。多边形结构没有变化，但细胞较小（角膜接触镜佩戴者为 30 μm，正常角膜可达 50 μm，如图 5.4（c）和图 5.5（a）所示）。我们的数据（结果未发表）显示，中央和周边的浅表细胞密度显著增加（$p < 0.05$）。

与正常人群对比，中间细胞没有表现出形态学变化。上下部的翼细胞都表现为边界苍白、细胞核不可见、细胞质颜色深（图 5.4（d）、图 5.5（b）），仅在周边部发现细胞数量显著减少（$p < 0.05$）。

基底细胞结构的特征是细胞质不均匀，细胞核不可见；细胞直径为 8～10 μm（图 5.4（e）和图 5.5（c）），周边角膜的细胞数也显著减少（$p < 0.05$）。

对厚度测量数据的分析显示，与正常志愿者相比，周边部的角膜厚度降低，尤其是佩戴角膜接触镜 10 年以上的患者。细胞数或上皮厚度没有与年龄相关的变化，但基质厚度降低。

角膜接触镜类型（硬镜或软镜）对角膜形态无影响；角膜接触镜佩戴时间是影响最大的因素。角膜基质中的微沉积物（图 5.5（d））呈现出多形性（图 5.5（e）（f）），内皮沉淀物（图 5.5（e））最为常见。佩戴角膜接触镜也会导致 LCs 的改变。

因此，在研究角膜接触镜佩戴者的角膜时，必须关注每层的细胞密度和角膜上皮的厚度，并要将中心和周边部进行比较。

除了这些已经明确的表现外，所有眼表疾病、角膜和结膜的非典型感染、可能与角膜沉积相关的代谢性疾病患者以及角膜手术后需要随访的患者，都可以考虑进行共聚焦活体显微镜检查。

眼表的肿瘤，如获得性和先天性痣以及此类肿瘤的恶性转化，会是一个有价值的潜在的研究领域，但在确定有用的临床适应证前需要深入评估。

表 5.1 总结了作者的经验，希望可以促进本书的读者继续深化共聚焦成像的临床应用和研究。

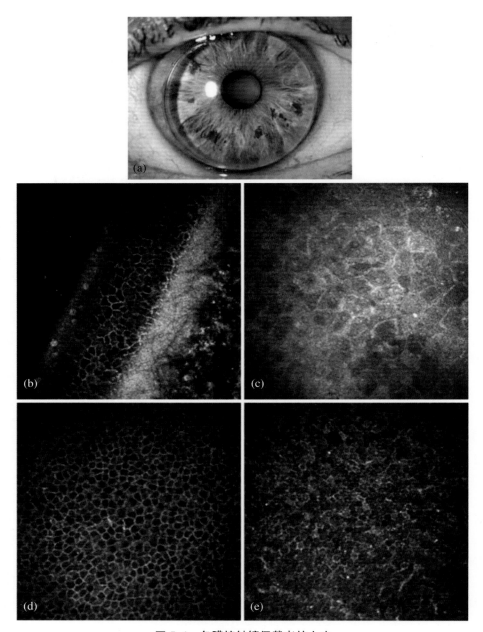

图 5.4　角膜接触镜佩戴者的上皮

（a）左眼佩戴硬性角膜接触镜的裂隙灯下影像；（b）角膜斜切面图（表层、中间层和基底细胞、前弹力层和前部基质）；（c）表层细胞；（d）中间层细胞；（e）基底细胞

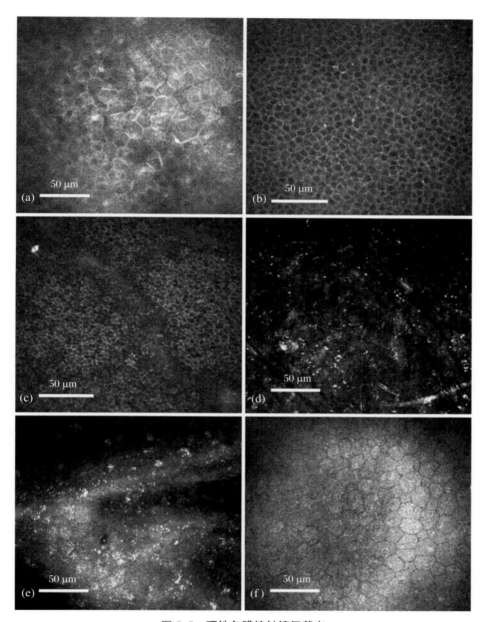

图 5.5　硬性角膜接触镜佩戴者

（a）表层细胞（角膜上皮，深度 0 μm）；（b）中间层细胞（角膜上皮，深度 30 μm）；（c）基底细胞（角膜上皮，深度 52 μm；基质层，高反光的微粒和正常结构的破坏，深度 350 μm；内皮层的沉积物，深度 480 μm；内皮层，呈多形性，深度 520 μm）

表 5.1　共聚焦成像的应用总结

可应用的范围	可观察的局部结构	可量化的参数	可能的后续影响
青光眼滤过性手术	微囊、炎症细胞、红/白细胞,直径 2~3 mm 的白色高度反光球形结构	微囊的密度	伤口愈合调节剂的应用
角膜接触镜佩戴者	周边角膜结膜化、非典型位置的杯状细胞、包括角膜中心在内的树突状细胞数量增加、角膜浅表上皮细胞数量增加;角膜基质微粒、角膜细胞细胞核的对比度降低	朗格罕氏细胞与位置相关的密度;每平方毫米表浅细胞数(是非角膜接触镜佩戴者密度的 2 倍)	更换角膜接触镜类型或更换镜片护理产品
眼表疾病	朗格罕氏细胞、上皮层的炎症细胞、睑板腺周围的炎症细胞、角膜神经纤维结膜化的表现	朗格罕氏细胞密度的定位、杯状细胞和炎症细胞密度;神经纤维密度	更换人工泪液药物;考虑额外的抗感染治疗;考虑神经麻痹因素
眼部感染	是否存在棘阿米巴包囊?前弹力层是否完整?是否有细胞浸润?真菌是否可见?	—	将棘阿米巴治疗纳入治疗方案;特异性抗真菌治疗
眼部过敏反应	朗格罕氏细胞和淋巴细胞浸润在角膜、睑板和结膜结构中	每平方毫米树突状细胞的数量和类型	减少抗原、抗过敏治疗
角膜和结膜微沉积的代谢性疾病:粘酯类病、胱氨酸病、法布里病、酪氨酸血症、神经节苷脂贮积症与角膜和结膜沉积可能相关的系统性治疗	角膜和结膜在裂隙灯生物显微镜检查可检测到的沉积物	—	可能的治疗策略改变
角膜移植	角膜厚度、内皮细胞密度、内皮沉积、通常发生在靠近缝线处的角膜浸润;板层植片交界处的结构	细胞密度;角膜浸润的特征:中细粒细胞/淋巴细胞	抗感染;抗炎;免疫移植治疗

续表

可应用的范围	可观察的局部结构	可量化的参数	可能的后续影响
角膜屈光手术	上皮厚度,瓣厚度; 角膜细胞是否活化? 交界处微形态学、角膜神经; LASIK 与器械相关的切削质量	瓣厚度的地形图; 神经再生	提高显微手术的治疗; 分析伤口愈合反应和治疗监测

（吕华毅　译）

第6章 活体共聚焦显微镜的非眼科应用

尽管 RCM 是为眼部和眼部附件表面设计的,但是它也适用于人体表面分析的,并且已被证明在口腔和咽部黏膜的评估中具有临床意义[30],不仅如此,在其他领域的应用也会逐步展开。

6.1 皮　肤

人皮肤由表皮、真皮以及腺体等附属物组成(图 6.1)。表皮由鳞状上皮的无血管层组成,通过活体共聚焦显微镜可观察到约 200 μm 的深度。

手指的皮肤,由周围神经的有髓、感觉和无髓分支支配,这些分支形成一个毛细血管下丛,并作为游离神经末梢(皮肤感觉)渗透到皮肤表面。这些神经末梢是神经元的终末分支(这里对轴突突触前终末和受体终末进行了区分),可能在表皮中作为游离端或终树突,它们在手指和脚底的皮肤中的密度相当高。

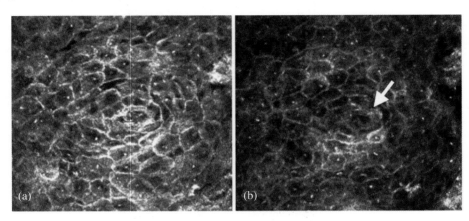

图 6.1　人类表皮结构(指尖)

(a)~(c) 皮肤上的汗腺在手指垫(箭头处)的不同深度处开口至约 200 μm;(d)~(f) 汗腺开口;斜切面(箭头处)

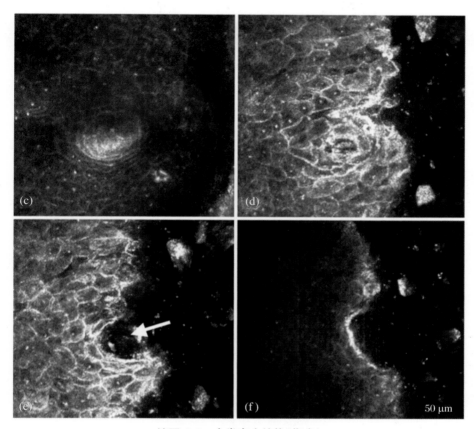

续图 6.1　人类表皮结构(指尖)

(a)~(c) 皮肤上的汗腺在手指垫(箭头处)的不同深度处开口至约 200 μm；(d)~(f) 汗腺开口；斜切面(箭头处)

　　图 6.2 显示，鳞状上皮和这些高密度的终树突(箭头所示)的神经末梢分布在在不同深度的指尖内表面上。

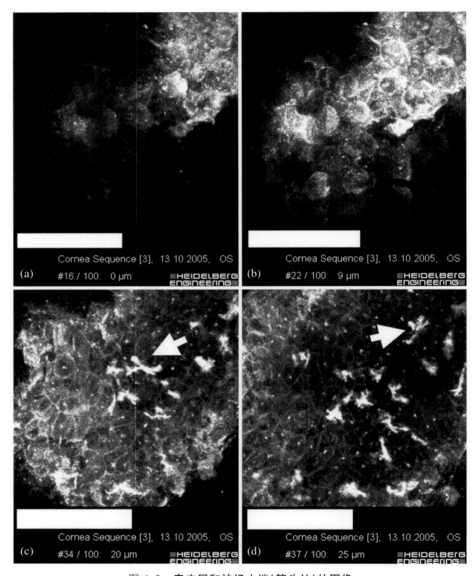

图 6. 2　表皮层和神经止端（箭头处）的图像

（海德堡视网膜地形图Ⅱ/RCM；63×（Zeiss），z 轴内部扫描，自 z 轴 5 μm 步进）

（a）～（d）共聚焦显微镜图像，箭头处为神经止端

6.2　口腔黏膜和舌头

在罗斯托克大学的耳鼻喉科,这一领域的研究主要集中在评估共聚焦显微镜在癌前病变无创诊断中的适用性。

最初在健康人群进行了一系列活体研究,检查颊部、舌头、唇部的口腔上皮[30,31],并将共聚焦显微镜的检查结果与组织学检查对比。对喉部的上皮进行离体研究[32],在显微喉镜检查和喉切除术后进行活检,将所有共聚焦显微镜检查结果与组织病理学检查结果(水平切片)进行比较,并与经验丰富的病理学家进行讨论。

在标准化位置(嘴角外侧 1 cm 处的口腔前庭的前磨牙和磨牙区的口腔黏膜)对颊上皮进行活体共聚焦显微镜检查(图 6.3~图 6.5)。

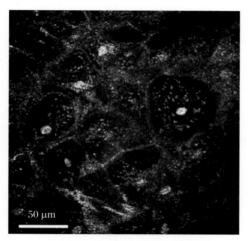

50 μm

图 6.3　唇黏膜上皮的活体共聚焦显微镜图像
(细胞的核、线粒体和桥粒)

图 6.6(a)~(c)显示了口腔前庭 5 μm 深度处的颊上皮,可见无细胞核的上皮细胞(角质形成细胞),应注意不同区域(前磨牙区(图 6.6(b)))和磨牙区(图 6.6(c)))的颊上皮的不同外观。

颊黏膜含有数量不等的上皮乳头(图 6.7),类似于舌头的丝状乳头,这 2 种结构都不参与周围味觉系统。

舌尖表面的特征是丝状和真菌状乳头(图 6.8),后一种结构包含被称为味蕾的周围味觉器官。在真菌状乳头的表面可以清楚地识别出味觉孔(图 6.9(a))。图 6.9(b)~(d)显示了纵轴周围的味觉孔和上皮细胞。上皮下血管供应味蕾结构

（图 6.9(e)～(f)），3 个味蕾（图 6.10(a)）的相应组织病理切片（甲苯胺蓝染色）如图 6.10(b)所示。

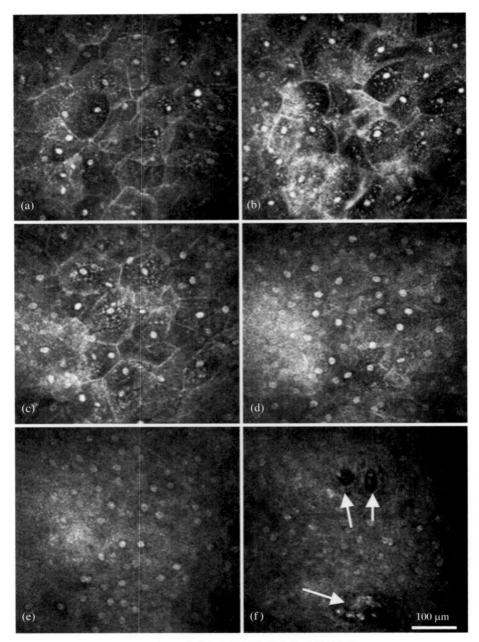

图 6.4　唇黏膜上皮的活体共聚焦显微镜图像

（a）～（f）细胞的核（z 轴扫描系列；血管及血流，箭头处(f)）

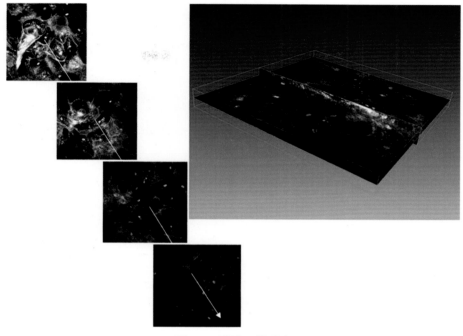

图 6.5　黏膜三维重建

（z 轴扫描 = 50 μm）

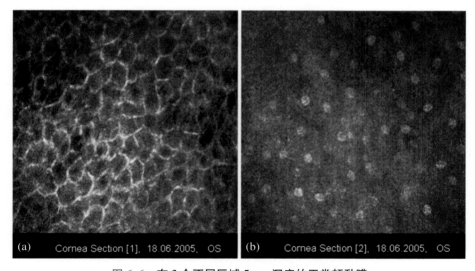

图 6.6　在 3 个不同区域 5 μm 深度的正常颊黏膜

（a）口腔前庭（位于嘴角外侧 1 cm 处：上皮的特征是无核细胞（角质形成细胞），细胞膜清晰可见）；（b）前磨牙区（非角化细胞，可通过细胞核识别，细胞膜无法区分）；（c）磨牙区（细胞膜、细胞核和细胞内的细胞器清晰可见）

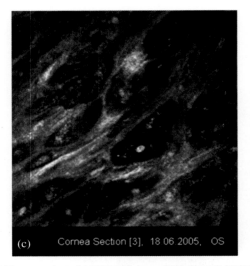

续图 6.6　在 3 个不同区域 5 μm 深度的正常颊黏膜

（a）口腔前庭（位于嘴角外侧 1 cm 处：上皮的特征是无核细胞（角质形成细胞），细胞膜清晰可见）；（b）前磨牙区（非角化细胞，可通过细胞核识别，细胞膜无法区分）；（c）磨牙区（细胞膜、细胞核和细胞内的细胞器清晰可见）

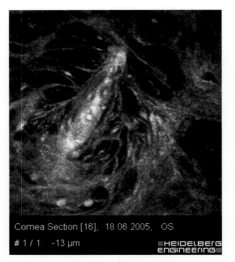

图 6.7　深度为 5 μm 的正常颊黏膜

（显示的结缔组织乳头与舌头的丝状乳头相当）

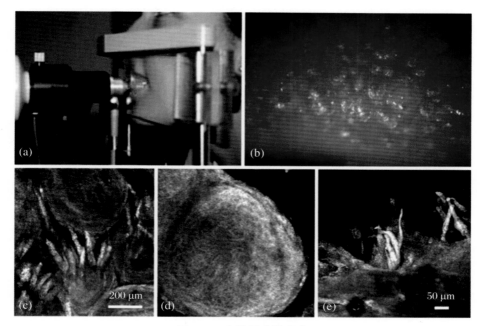

图 6.8　人类舌头的乳头

（a）临床操作（舌头通过有机玻璃圆盘上的孔按压固定）；（b）舌尖的摄影（真菌状乳头的红色表面很容易识别）；（c）舌头的外观特征（丝状（指状，弯曲）和真菌状（圆形）乳头）；（d）显示单个真菌状乳头；（e）可见 2 个丝状乳头

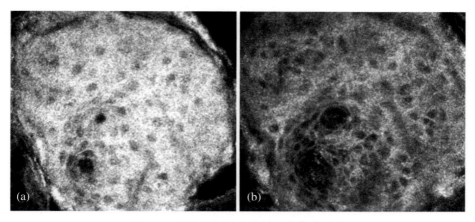

图 6.9　舌的不同深度的单一真菌状乳头

（a）5 μm：可见 2 个圆形味觉孔；（b）～（d）相应的味蕾结构可分别在 15 μm、35 μm 和 50 μm 处识别；（e）（f）显示供应周围味觉器官的上皮下血管（分别为 75 μm 和 120 μm）

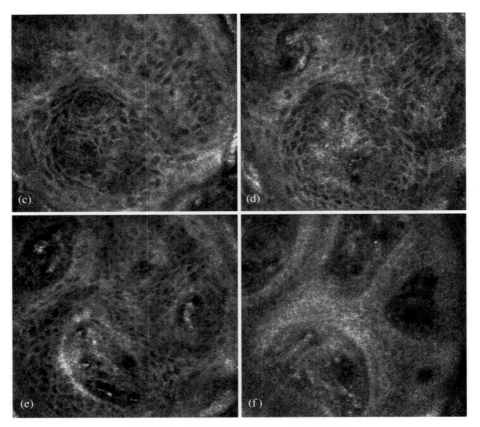

续图 6.9 舌的不同深度的单一真菌状乳头

(a) 5 μm：可见两个圆形味觉孔；(b)(c)(d) 相应的味蕾结构可分别在 15 μm、35 μm 和 50 μm 处识别；(e)(f) 显示供应周围味觉器官的上皮下血管(分别为 75 μm 和 120 μm)

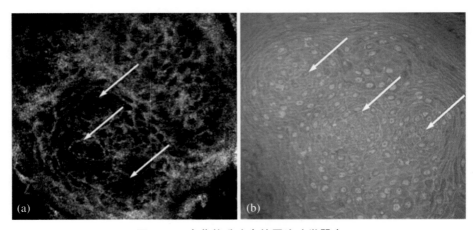

图 6.10 真菌状乳头内的周边味觉器官

(a) 3 种味蕾结构；(b) 相应的组织病理切片(甲苯胺蓝染色，带有味蕾结构)

　　乳腺癌治疗后女性唇和颊黏膜的上皮变化如图 6.11(a)～(c)所示[33]。接触性内窥镜检查结果显示丝状乳头状结构(图 6.11(d)(e)中的红色箭头处),可通过角化尖端和无核细胞识别(插图),乳头状结构的典型上皮下血管也可见。共聚焦显微镜显示上皮乳头(图 6.11(f))和深度为 80 μm 的无核细胞。乳头状瘤病和角化病的组织病理学研究与体内发现相关。口腔和口咽上皮的广泛变化发生在乳腺癌复发前几周,并被报告为副肿瘤。

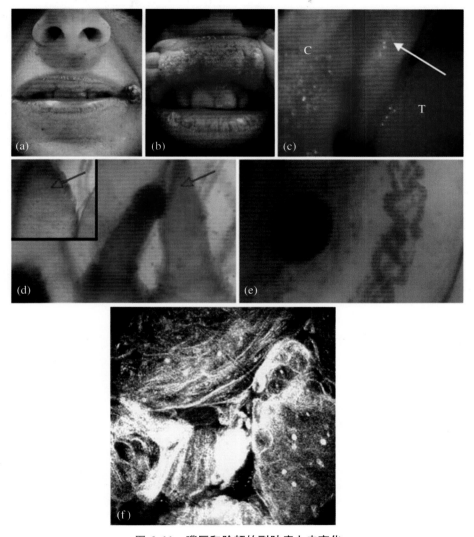

图 6.11　嘴唇和脸颊的副肿瘤上皮变化

(a)(b) 上唇和左唇角的结果;(c) 脸颊黏膜增厚充血(箭头所示,T 为舌头,C 为脸颊);(d)
(e) 亚甲蓝染色后口腔黏膜的接触性内镜检查结果:箭头所指为丝状乳头状结构,上皮下血管可见;(f) 相应的口腔前庭图像(与健康颊上皮相比,有明显角化上皮的指状弯曲结构)

图 6.12 显示了接受放化疗的严重黏膜炎患者的口腔黏膜内窥镜图像,有 2 个细胞核的细胞有较高的有丝分裂和增殖率[34]。

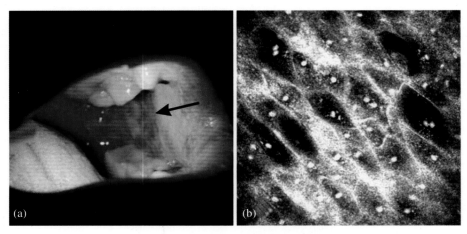

图 6.12   放化疗后的黏膜炎

(a) 严重黏膜炎患者的口咽黏膜(箭头);(b) 颊上皮(有多个细胞核的细胞表明增殖率较高)

图 6.13(a)~(c)显示了真声带(5 μm 深)的上皮细胞,在喉部的表层可以看到上皮细胞,细胞核位于中央(图 6.13(a))。

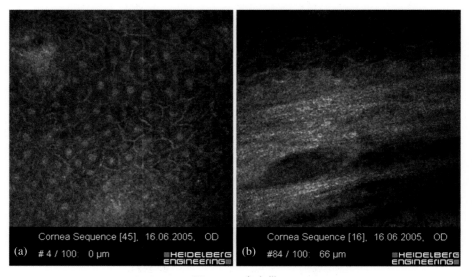

图 6.13   真声带

(a)~(c)和声门上(d)的正常上皮细胞(在 5 μm 深度处,细胞核和细胞膜均清晰可见);(b) 在 100 μm 左右,细胞核和细胞膜向上皮下间隙过渡;(c) 上皮下间隙可见平行的弹性纤维;(d) 声门上纤毛上皮

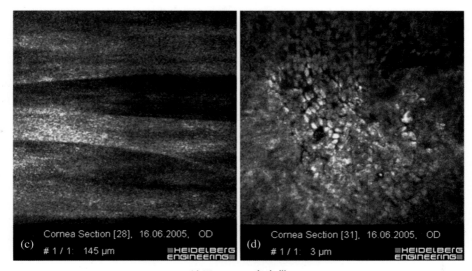

续图 6.13　真声带

（a）～（c）和声门上（d）的正常上皮细胞（在 5 μm 深度处，细胞核和细胞膜均清晰可见）；
（b）在100 μm 左右，细胞核和细胞膜向上皮下间隙过渡；（c）上皮下间隙可见平行的弹性
纤维；（d）声门上纤毛上皮

　　基底细胞层的细胞（未显示）似乎比表层细胞小。人真实声带的厚度为 65～
130 μm。向上皮下间隙的过渡可在图 6.13（b）中确定。上皮下间隙的平行弹性纤
维很容易区分（图 6.13（c））。与鳞状上皮相比，声门上区的呼吸上皮具有基诺氏症
（图 6.13（d））。纤毛的搏动和定向黏液输送可以在体外观察几个小时。

　　舌癌（图 6.14（b））和喉癌（图 6.15（b））的共聚焦显微镜图像与相应区域的正
常上皮相比显示出明显差异。在共聚焦显微镜下，可以检测到所有恶性肿瘤标准，

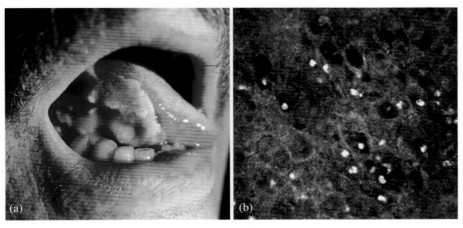

图 6.14　舌癌

（a）舌癌的照片；（b）舌癌共聚焦显微镜下影像

包括细胞核增大、细胞增大伴有细胞形态变异、细胞聚集、细胞核/细胞质比率增加、细胞结构不规则以及以细胞膜不可见为特征的细胞连接缺失。

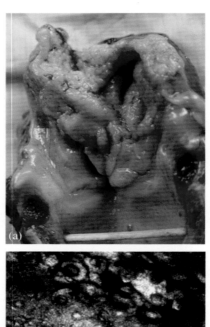

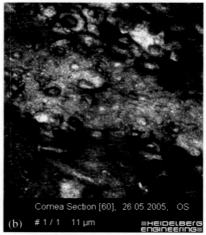

图 6.15　喉癌

（a）喉癌的照片；（b）喉癌的特征是细胞核增大，细胞形状变大
（箭头），细胞聚集，核/细胞质比率增加，细胞结构不规则

6.3　牙龈和牙齿

图 6.16 所示为牙齿和牙齿解剖、牙龈解剖示意图和人类牙齿牙釉质详细示意图。

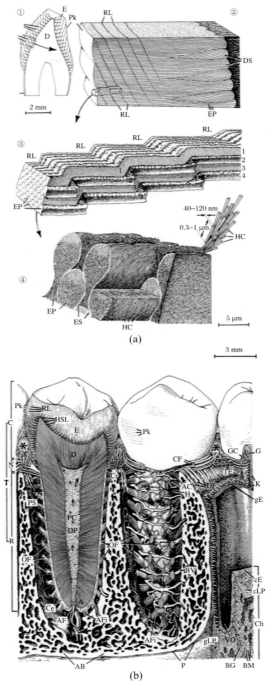

图 6.16　人类牙齿牙釉质详细示意图和牙齿和牙齿解剖、牙龈解剖示意图

（a）（b）（改编自 KRSTIC R V. Human microscopic anatomy：An atlas for students of medicine and biology［M］. Berlin，Heidelberg，New York：Springer-Verlag，1991.）

牙龈和牙齿的图像见图 6.17～图 6.26。

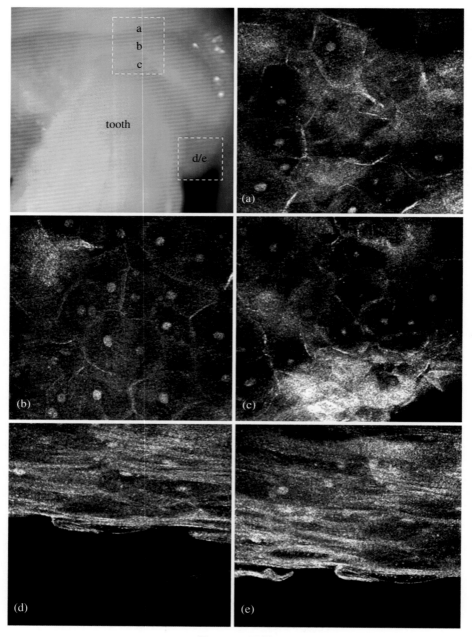

图 6.17　牙龈

邻近牙颈部（a～c）和牙间乳头（d）（e）的牙龈（检查金属过敏时很有用）

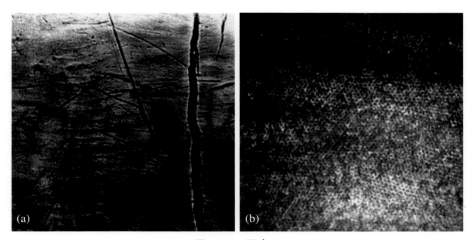

图 6.18　牙齿 I

（a）有划痕和大裂纹的齿面；（b）类陶瓷结构的牙齿材料

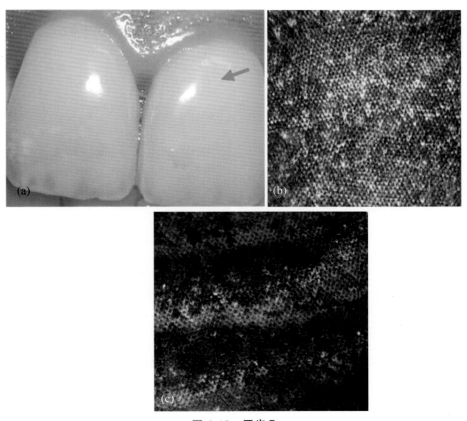

图 6.19　牙齿 II

（a）临床图片（健康坚硬的牙齿成分）；（b）健康的牙釉质（有规则排列的牙釉质棱柱体）；（c）Hunter-Schreger（带健康的牙釉质标志）

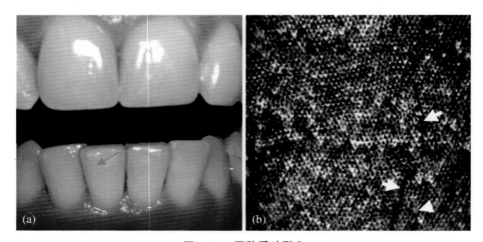

图 6.20　牙釉质破裂 I

（a）临床图片（牙釉质裂缝几乎无法识别）；（b）牙釉质裂纹共聚焦显微镜图片

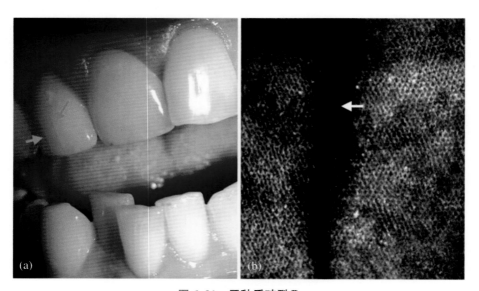

图 6.21　牙釉质破裂 II

（a）牙釉质中相对较大的裂纹；（b）共聚焦显微镜下较大的牙釉质裂纹

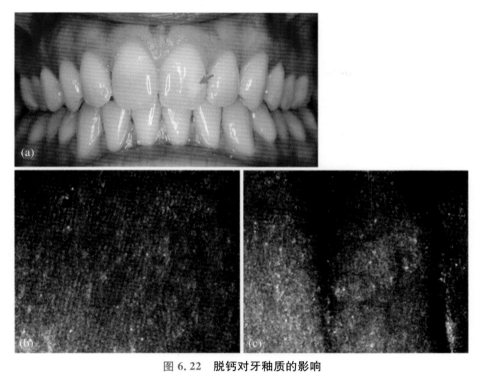

图 6.22　脱钙对牙釉质的影响

（a）透明牙釉质（几乎看不到脱钙区）；（b）脱钙后的牙体硬组织（显微镜显示出现棱镜状结构明显改变，这是脱钙的迹象）

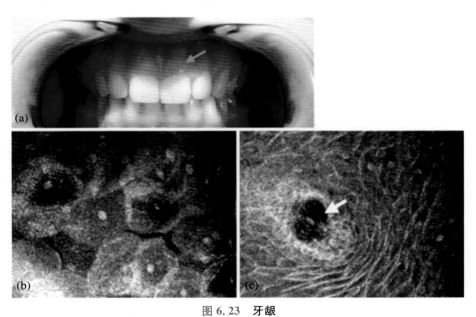

图 6.23　牙龈

（a）临床上健康的牙龈；（b）浅表细胞层；（c）带血管的深层细胞层（箭头处）

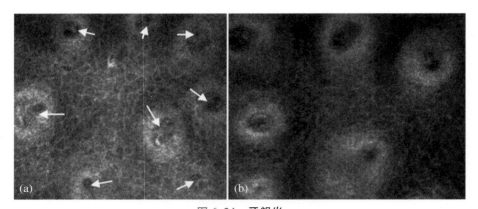

图 6.24　牙龈炎

（a）（b）牙龈的炎症反应（牙龈炎）伴有充血区，组织中的血管密集排列

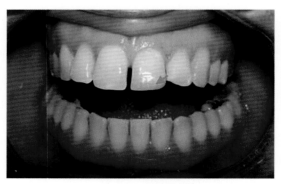

图 6.25　材料质量

（21 号牙变色合成填充物）

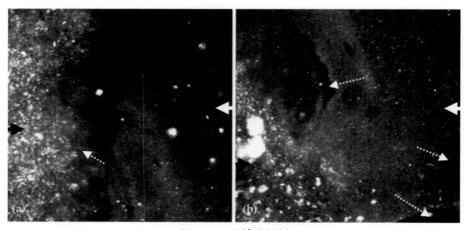

图 6.26　牙填充材料

（a）交界区（虚线箭头）、复合材料（白色箭头）和牙釉质（黑色箭头）；

（b）填充材料和交界区附近的空气夹杂物（虚线箭头）

海德堡视网膜断层成像仪Ⅱ-罗斯托克角膜模块在口腔应用的探索见图 6.27 ～图 6.28。

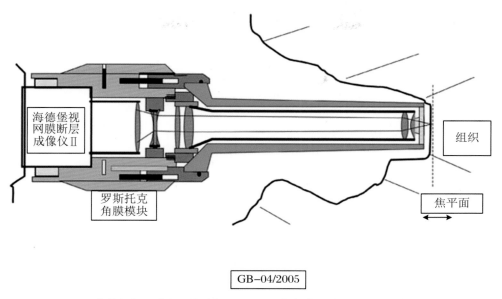

海德堡视网膜断层成像仪Ⅱ

罗斯托克角膜模块

组织

焦平面

GB−04/2005

图 6.27　海德堡视网膜断层成像仪Ⅱ-罗斯托克角膜模块——共聚焦显微镜内镜

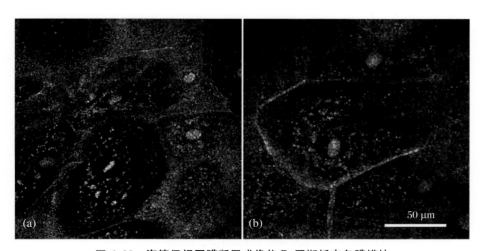

(a)　(b)　50 μm

图 6.28　海德堡视网膜断层成像仪Ⅱ-罗斯托克角膜模块
（a）（b）咽部黏膜不同细胞的激光扫描接触式内镜检查

（王勇　译）

第7章 活体共聚焦显微镜用于动物实验

活体共聚焦显微镜可以应用于动物实验,可以从细胞层面对动物的正常或病理状态下各层角膜、结膜、虹膜和晶状体进行评估,而这项技术的优点是不需要处死实验动物(图7.1~图7.5)。

7.1 兔 子

活体共聚焦显微镜应用于兔子的图像见图7.1。

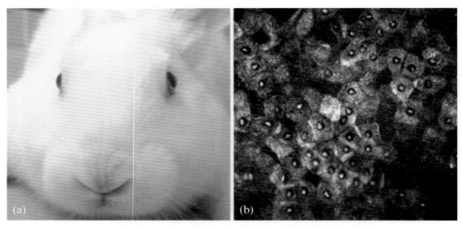

图7.1 兔子

(a) 新西兰白兔;(b) 浅层角膜细胞;(c) 角膜基底细胞;(d) 前基质层;(e) 后基质层;(f) 内皮层;(g)(h) 结膜浅层细胞和杯状细胞(圆形反光细胞)

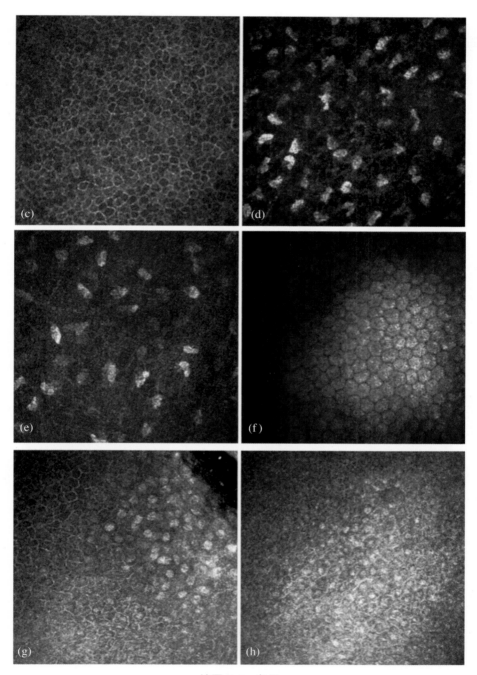

续图 7.1　兔子

（a）新西兰白兔；（b）浅层角膜细胞；（c）角膜基底细胞；（d）前基质层；（e）后基质层；
（f）内皮层；（g）（h）结膜浅层细胞和杯状细胞（圆形反光细胞）

7.2 大　鼠

活体共聚焦显微镜应用于大鼠的图像见图 7.2。

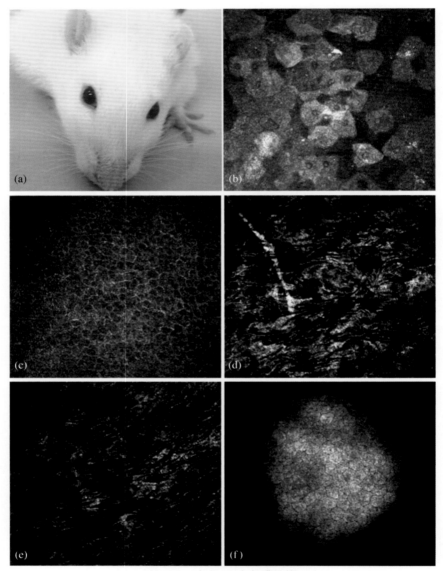

图 7.2　大鼠：正常角膜结构

（a）Lewis 大鼠；（b）浅层角膜细胞；（c）角膜基底细胞；（d）可见一条角膜神经（反光处）的前基质层；（e）后基质层；（f）角膜内皮层

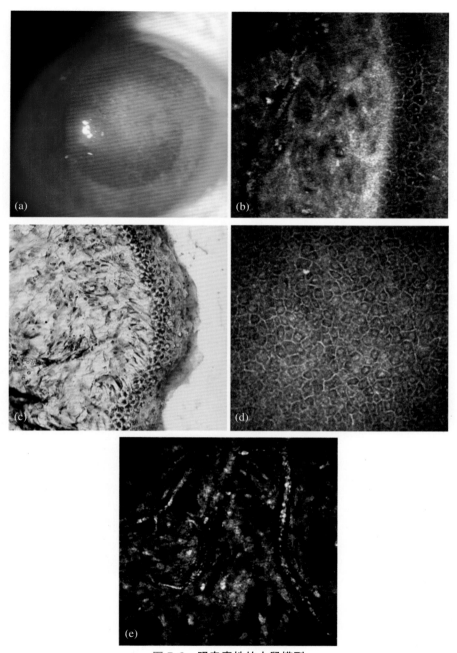

图 7.3　眼表毒性的大鼠模型

（a）滴用 0.5%氯化苯甲羟胺 11 天后的大鼠角膜裂隙灯下照片（角膜混浊及新生血管形成）；（b）共聚焦活体显微镜下照片角膜斜切面（角膜上皮化生，可见不规则基底细胞和反光的细胞核，基质浸润及新生血管形成）；（c）组织学：与共聚焦活体显微镜具有良好的相关性；（d）异常角膜基底细胞（可见反光的细胞核，呈多形性且扁平的细胞）；（e）异常基质（新生血管形成及炎症细胞浸润）

7.3 小 鼠

活体共聚焦显微镜应用于小鼠的图像见图7.3。

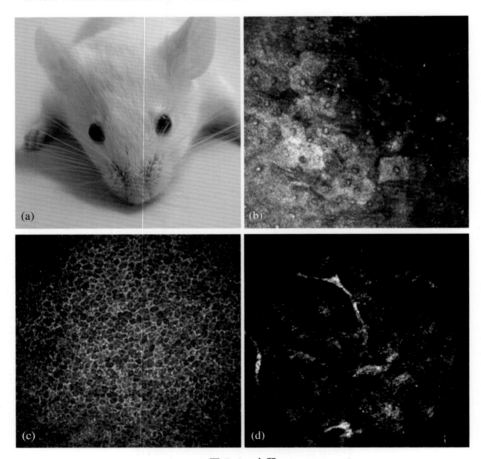

图 7.4 小鼠

（a）瑞士小鼠；（b）浅层角膜细胞；（c）角膜基底细胞；（d）伴有角膜神经（反光结构）的前基质层；（e）后基质层；（f）内皮细胞；（g）晶状体纤维

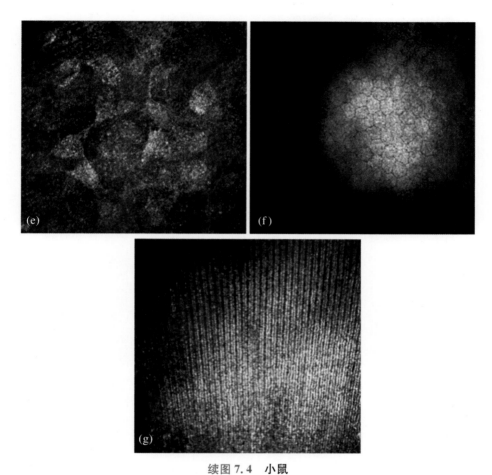

续图 7.4　小鼠

（a）瑞士小鼠；（b）浅层角膜细胞；（c）角膜基底细胞；（d）伴有角膜神经（反光结构）的前基质层；（e）后基质层；（f）内皮细胞；（g）晶状体纤维

7.4　猴　　子

活体共聚焦显微镜应用于猴子的图像见图 7.5。

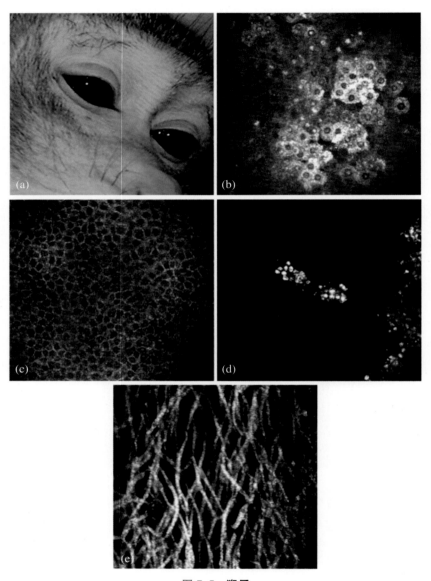

图 7.5   猴子

（a）猴子照片；（b）浅层角膜细胞；（c）角膜基底细胞；（d）角膜缘（黑色角膜细胞和高反光结膜细胞）；（e）虹膜

（汪星朦   译）

第8章 活体共聚焦显微镜的现状与展望

8.1 三维共聚焦激光扫描显微镜

许多研究人员已经用活体共聚焦显微镜研究了角膜[4,27,28,29,49,84],这一复杂的工具有助于增强我们对人类角膜解剖结构的理解。但是细微的、不可避免的眼球运动限制了设备的放大率,因此,在实际应用中三维重建受到限制——如步距太粗,放大倍率太小。然而,三维可视化和建模将提高我们对角膜结构形态学的理解(例如,上皮神经结构)。

因此,我们的研发动机就是建立一种快速、无创、高分辨率的研究人类角膜 3D 细节的方法。共聚焦显微镜进一步[92]采用了基于商用仪器 HRT Ⅱ[62]的改进共聚焦激光扫描检眼镜[80],这是种具有长工作距离和高数值孔径的水浸显微镜镜头(Achroplan×63/0.95 W/AA 2.00 mm,卡尔蔡司,德国),通过可插入透明凝胶(Vidisic;Dr. Mann Pharma,德国)的 PMMA 帽与角膜耦合可以用于活体成像[80]。对于 3D 成像,内部扫描设备垂直于 x-y 平面移动焦平面,其方式与使用原先 HRT Ⅱ 配置的视盘断层扫描方式相同。在图像捕获过程中,z 轴移动停止,图像平面与 z 轴完全垂直。在现有的研究中,所有受试者采集时间均为 1 s,扫描深度为 30 mm,考虑到患者和检查者移动的影响,这是可采用的最大参数。

图像最初以一系列二维灰度图像(384 像素×384 像素,8 位)的形式呈现,再通过角膜的光学切片。原始图像堆栈使用 Image J(美国国立卫生研究院)进行转换,再用 Amira 3.1(TGS,美国)进行三维重建。经过上述模式采集参数后,最终体素约为 0.8 μm×0.8 μm×0.9 μm。不仅如此,Amira 体积渲染软件包还提供了一个交互式环境,便于查看平面和三维透视图的体积方向、分割以及距离和曲面的确定等。通过调整所描绘光谱中的灰度值,仔细对齐和修改图像堆栈来消除非特定信息,再将密度值指定给灰度值,操纵阴影和照明,可以在不丢失信息的情况下更清晰地显示空间排列。

作为首个结合 3D 重建技术的活体检查设备,可对健康人角膜上皮中的神经纤维分布进行再现。通过3D活体共聚焦显微镜可观察上皮、神经和角膜细胞的空间分布(图8.1)。通过对健康志愿者的角膜进行三维重建,可以得到人类角膜中央区域的神经图像。粗纤维起源于上皮下神经丛,以二分法和三分法进一步细分,形成5～6条与前弹力层平行排列且部分相互连接的较薄纤维(图8.2);而分支穿过前部上皮细胞层前无法显示。

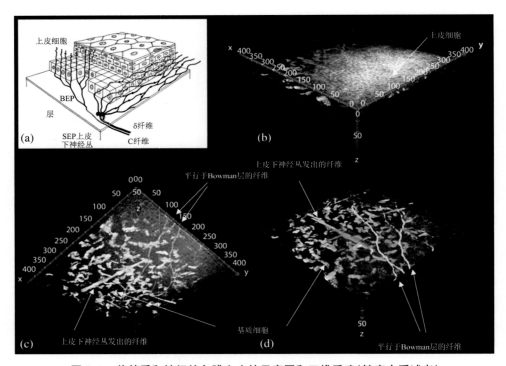

图8.1 前基质和神经的角膜上皮的示意图和三维重建(健康人受试者)

(a)前基质和神经的角膜上皮的示意图;(b)前视图;(c)后视图;(d)前视图(虚拟切除上皮,在基底上皮丛中,细神经与前弹力层平行,较粗的纤维起源于上皮下丛)

总之,3D活体共聚焦显微镜是第一种能够可视和分析活体人类角膜上皮、神经和角膜细胞空间排列的技术,基于此技术所开发的方法为进一步改进设备和研究角膜疾病中细胞排列和上皮神经支配的变化提供了基础。例如,共聚焦激光扫描显微镜可能有助于阐明在各种临床和实验条件下神经纤维模式的总体变化。

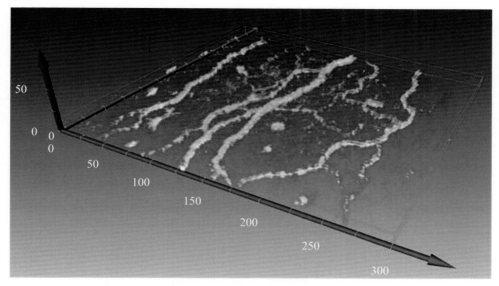

图 8.2　基底上皮丛中的神经纤维与前弹力层平行排列

8.2　功　能　成　像

　　传统的显微镜通过使用染色可视化特定解剖结构来产生信息增益,当将荧光显微镜或免疫组织化学技术与共聚焦技术结合使用时更是如此[81]。因为这些方法非常适合研究组织的功能状态,所以也适用于活体研究,例如对伤口愈合或炎症过程的研究。然而,还有很多问题亟待解决,如受试者的无意识活动需要实时检测以及如何选择合适的无毒的染色剂。尽管如此,对眼前节的活体共聚焦荧光显微镜技术已经取得了初步的成功[25,38],这是继裂隙灯下的荧光或孟加拉玫瑰红染色技术后的进一步成功[19,20,53,64,82]。

　　为达到这个目的,HRA(HRA/C,海德堡机械,德国)添加了一个附加镜头(RCM)以使激光聚焦至眼前节。因此在用非特异性染色剂 NaF 染色、蓝色氩激光(波长 488 nm)激发并添加屏障滤光片(500 nm)后,可以获得荧光显微图像。在使用反射模式下的绿色氩激光器(514 nm)和相同的设备时,还可以观察泪膜的破裂现象[38,88,89](图 8.3(a)(b);图 8.4(a)~(d);图 8.5(a)~(d))。

　　这个技术使进一步深入研究角膜上皮的损伤和相关的损伤愈合过程成为可能。随着技术发展,专门为人体活体研究设计的共聚焦荧光显微镜可能会实现更全面、更具体的高质量功能成像。

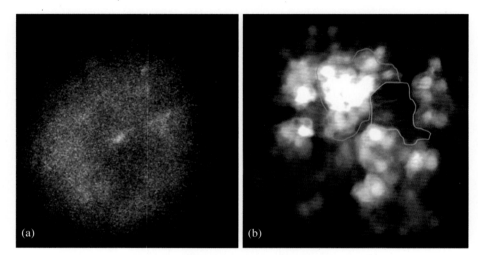

图8.3　表层角膜上皮细胞的荧光显微镜检查

（a）完整的角膜上皮细胞（无明显荧光）；（b）接触镜检查后的点状上皮（蓝色标记区域有荧光染色细胞，橙色标记区域为未着染的完整细胞）

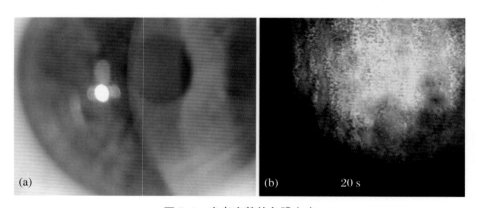

图8.4　患者完整的角膜上皮

（a）完整角膜上皮裂隙灯显微镜下影像；（b）反射模式（眼睑睁开后20 s仍完整的泪膜）；（c）荧光模式（表层角膜上皮，只有单个细胞的最小荧光）；（d）荧光模式（更高的放大倍率）

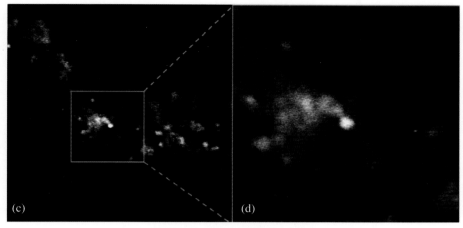

续图 8.4　患者完整的角膜上皮
（a）完整角膜上皮裂隙灯显微镜下影像；（b）反射模式（眼睑睁开后 20 s 仍完整的泪膜）；
（c）荧光模式（表层角膜上皮,只有单个细胞的最小荧光）；（d）荧光模式（更高的放大倍率）

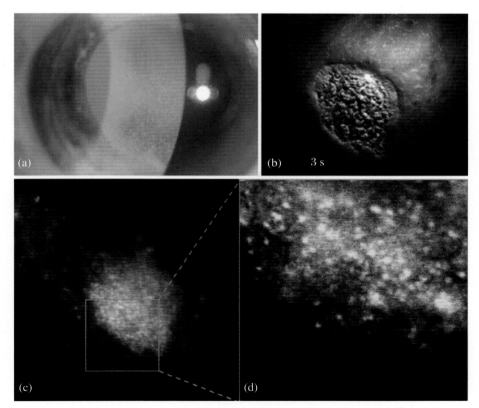

图 8.5　图 8.4 同一患者滴用表麻药和亚平式眼压计测量后影像
（a）裂隙灯显微镜下影像（有角膜点状损伤）；（b）反光模式（睁眼 3 s 后即出现泪膜破裂（干斑））；
（c）荧光模式（和图（b）同一个区域；表层角膜上皮,有明显荧光区域）；（d）更高放大倍率的荧光模式

8.3 展　　望

高分辨率的活体共聚焦显微镜将用于细胞水平的角膜病理研究,检查在各种条件下的退变和修复机制,而这些结果又可以与传统裂隙灯生物显微镜研究的结果相关联,这将提高临床评估的质量。通过活体染色剂如 NaF、Ethidium homodimer 和 Calcein 的应用,可以深入了解各种细胞在不同的损伤愈合及变性下的代谢活动。

（晋秀明　译）

参考文献

[1] ADDICKS E M, QUIGLEY H A, GREEN R, et al. Histological characteristics of filtering blebs in glaucomatous eyes[J]. Arch Ophthalmol, 1983, 101:795-798.

[2] AUGUSTIN A J. Augenheilkunde[M]. 2nd. Berlin: Springer-Verlag, 2001.

[3] BANCHEREAU J, STEINMAN R M. Dendritic cells and the control of the immunity [J]. Nature, 1998, 392: 245-252.

[4] BERLAU J, BECKER H H, STAVE J, et al. Depth and age-dependent distribution of keratocytes in healthy human corneas: A study using scanning-slit confocal microscopy in-vivo[J]. J Cataract Refract Surg, 2002, 28:611-616.

[5] BIGAR F, THAER A. Untersuchung der hornhaut intakter spenderaugen mit konfokalem spalt scanning video-mikroskop[J]. Klin Monatsbl Augenheilkd, 1994, 204: 421-423.

[6] BOCHERT R, ZHIVOV A, KRAAK R, et al. Contribution to comprehension of image formation in confocal microscopy with the Rostock cornea module[J]. Br J Ophthalmol, 2005, 89: 1351-1355.

[7] BÖHNKE M, THAER A A. Untersuchung der Kornea mit einem neuen konfokalen mikroskop[C]//Lund O E, Waubke T N. Bildgebende Verfahren in der Augenheilkunde. Methoden und Indikationen. Stuttgart: Enke, 1994:47-53.

[8] BÖHNKE M, MASTERS B R. Confocal microscopy of the cornea[J]. Prog Retin Eye Res, 1999, 18: 553-628.

[9] BOURNE W M, KAUFMAN H E. Specular microscopy of human corneal endothelium in-vivo[J]. Am J Ophtalmol, 1976, 81:319-323.

[10] CANTOR L B, MANTRAVADI A, WUDUNN D, et al. Morphologic classification of filtering blebs after glaucoma filtration surgery: The Indiana bleb appearance grading scale[J]. J Glaucoma, 2003, 12: 266-271.

[11] CAVANAGH H D, JESTER J V, ESSEPIAN J, et al. Confocal microscopy of the living eye[J]. CLAO J, 1990, 16: 65-73.

[12] CAVANAGH D H, PETROLL W M, ALIZADEH H, et al. Clinical and diagnostic use of in-vivo confocal microscopy in patients with corneal disease[J]. Ophthalmology, 1993, 100:1444-1454.

[13] DONNENFELD E D, SOLOMON K, PERRY H D, et al. The effect of hinge position on corneal sensation and dry eye after LASIK [J]. Ophthalmology, 2003, 110: 1023-1029.

[14] DONNENFELD E D, EHRENHAUS M, SOLOMON R, et al. Effect of hinge width on

corneal sensation and dry eye after laser in situ keratomileusis[J]. J Cataract Refract Surg, 2004, 30:790-797.

[15]　DOUGHTY M J, NAASE T, DONALD C, et al. Visualisation of "Marx's line" along the marginal eyelid conjunctiva of human subjects with lissamine green dye [J]. Ophthalmic Physiol Opt, 2004, 24:1-7.

[16]　DUA H S, AZUARA-BLANCO A. Limbal stem cells of the corneal epithelium [J]. Surv Ophthalmol, 2000, 44:415-425.

[17]　DUKE-ELDER S, WYBAR K C. System of ophthalmology[M]. 2nd. London: Henry Kimpton, 1958: 113-127, 543-557.

[18]　DUNN A, SMITHPETER C, WELCH A J, et al. Finite-difference time-domain simulation of light scattering from single cells[J]. J Biomed Opt, 1997, 2:262-266.

[19]　FEENSTRA R P, TSENG S C. Comparison of fluorescein and rose bengal staining[J]. Ophthalmology, 1992, 99:605-617.

[20]　FROM M, GROENOU W. Ueber die diagnostische verwendbarkeit der flouresceinfarbung bei augenerkrankungen[J]. Arch f Augenheilkd 1891, 22:247-257.

[21]　GRAY H, STANDRING S, ELLIS H, et al. Gray's anatomy: The anatomical basis of clinical practice[M]. Edinburgh, New York: Elsevier/Churchill Livingstone, 2005.

[22]　GULLSTRAND A. Demonstration der nernstspaltlampe. Verslg ophthalmges [M]. Berlin: Verlag von Julius Springer, 1930.

[23]　GUTHOFF R F, WIENSS H, HAHNEL C, et al. Epithelial innervation of human cornea: A three-dimensional study using confocal laser scanning fluo-rescence microscopy [J]. Cornea, 2005, 24:608-613.

[24]　GUTHOFF R F, STAVE J. In-vivo micromorphology of the cornea: Confocal microscopy principles and clinical applications[C]// Reinhard T, Larkin F. Essentials in ophthalmology-cornea and External Eye Disease. Berlin: Springer-Verlag, 2006: 173-208.

[25]　HAHNEL C, SOMODI S, WEISS D G, et al. The keratocyte network of human cornea: A three-dimensional study using confocal laser scanning fluorescence microscopy[J]. Cornea, 2000, 19:185-193.

[26]　HAMRAH P, HUQ S O, LIU Y, et al. Corneal immunity is mediated by heterogeneous population of antigen-presenting cells[J]. J Leukoc Biol, 2003, 74:172-178.

[27]　HARA M, MORISHIGE N, CHIKAMA T, et al. Comparison of confocal biomicroscopy and non-contact specular microscopy for evaluation of the corneal endothelium[J]. Cornea, 2003, 22:512-515.

[28]　HARRISON D A, JOOS C, AMBROSIO R. Morphology of corneal basal epithelial cells by in-vivo slit-scanning confocal microscopy[J]. Cornea, 2003, 22:246-248.

[29]　HOLOPAINEN J M, MOILANEN J A, TERVO T M. In-vivo confocal microscopy of Fleck dystrophy and pre-descemet's membrane corneal dystrophy[J]. Cornea, 2003, 22: 160-163.

[30]　JUST T, STAVE J, PAU H W, et al. In-vivo observation of papillae of the human tongue using confocal laser scanning microscopy[J]. J Otorhinolaryngol Relat Spec,

2005，67:207-212.

[31] JUST T，ZEISNER C，STAVE J，et al. Konfokale laser-scanning mikroskopie zur beurteilung des zungenepithels[J].Laryngorhinootologie，2004，83: 108-112.

[32] JUST T，STAVE J，BOLTZE C，et al. Laser scanning microscopy of the human larynx mucosa: A preliminary，ex vivo study[J].Laryngoscope，2006，116: 1136-1141.

[33] JUST T，BOMBOR I，PAU H W，et al. Paraneoplastic changes of oropharynx mucosa in breast cancer[J]. Strahlenther Onkol，2006，182:112-115.

[34] JUST T，PAU H W，BOMBOR I，et al. Confocal microscopy of the peripher-algustatory system: Comparison between healthy subjects and patients suffering from taste disorders during radiochemotherapy[J]. Laryngoscope，2005，115:2178-2182.

[35] KAUFMANN T，BODANOWITZ S，HESSE L，et al. Corneal reinnervation after photorefractive keratectomy and laser in situ keratomileusis and in-vivo study with a confocal video microscope[J].German J Ophthalmol，1997，5:508-512.

[36] KOBAYASHI A，YOSHITA T，SUGIYAMA K. In-vivo findings of the bulbar/palpebral conjunctiva and presumed meibomian glands by laser scanning confocal microscopy[J]. Cornea，2005，24:985-988.

[37] KOESTER C J，ROBERTS C W，DONN A，et al. Wide field specular microscopy. Clinical and research applications[J]. Ophthalmology，1980，87:849-860.

[38] KRAAK R，STAVE J，GUTHOFF R F. In-vivo untersuchung des verteilungsmusters von na-fluorescein an menschlichen Hornhäuten mittels kon-fokaler laser-scanning fluoreszenzmikroskopie[C]// Paper presented at the 102nd Meeting of the German Ophthalmology Society. Berlin，2004.

[39] KRSTIC R V. Human microscopic anatomy: An atlas for students of medicine and biology[M]. Berlin，Heidelberg，New York: Springer-Verlag，1991.

[40] LABBE A，DUPAS B，HAMARD P，et al. An evaluation of blebs after filtering surgery with the in-vivo confocal microscope[J]. J Fr Ophtalmol，2004，27:1083-1089.

[41] LAING R A，SANDSTROM M M，LEIBOWITZ H M. In-vivo photomicrography of the corneal endothelium[J]. Arch Ophthalmol，1975，93:143-145.

[42] LATVALA T，BARRAQUER-COLL C，TERVO K，et al. Corneal wound healing and nerve morphology after laser in situ keratomileusis (LASIK) in human eyes[J]. J Refract Surg，1996; 12:677-683.

[43] Li H F，Petroll W M，Moller-Pedersen T，et al. Epithelial and corneal thickness measurements by in-vivo confocal mi-croscopy through focusing (CMTF)[J]. Curr Eye Res，1997，16:214-221.

[44] LINNA T U，VESALUOMA M H，PÉREZ-SANTONJA J J，et al. Effect of myopic LASIK on corneal sensitivity and morphology of subbasal nerves[J]. Invest Ophthalmol Vis Sci，2000，41:393-397.

[45] LUND O E，STEFANI F H. Corneal histology after epidemic keratoconjunctivitis[J]. Arch Ophthalmol，1978，96:2085-2088.

[46] MASTERS B R，THAER A A. Real-time scanning-slit confocal microscopy of the in-vivo human cornea[J]. Appl Optics，1974，33:695-701.

[47] MASTERS B R, THAER A A. In-vivo human corneal confocal microscopy of identical fields of subepithelial nerve plexus, basal epithelial, and wing cells at different times[J]. Microsc Res Tech, 1994, 29:350-356.

[48] MASTERS B R, BÖHNKE M. Three-dimensional confocal microscopy of the human cornea in-vivo[J]. Ophthalmic Res, 2001, 33:125-135.

[49] MASTROPASQUA L, NUBILE M. Confocal microscopy of the cornea[M]. Thorofare: Slack, 2002.

[50] MATHERS W D, JESTER J V, LEMP M A. Return of human corneal sensitivity after penetrating keratoplasty[J]. Arch Ophthalmol, 1988, 106:210-211.

[51] MATHERS W D, LANE J A, ZIMMERMAN M B. Assessment of the tear film with tandem scanning confocal microscopy[J]. Cornea, 1997, 16:162-168.

[52] MAURICE D M. Cellular membrane activity in the corneal endothelium of the intact eye [J]. Experientia, 1968, 24:1094-1095.

[53] MAURICE D M. The use of fluorescein in ophthalmological research [J]. Invest Ophthalmol, 1967, 6: 464-477.

[54] MAURICE D M. A scanning slit optical microscope[J]. Invest Ophthalmol, 1974, 13: 1033-1037.

[55] MESSMER E M, TORRES-SUAREZ E, MACKERT M I, et al. Konfokale in-vivo-mikroskopie bei blepharitis[J]. Klinische Monatsblätter für Au-genheilkunde, 2005, 222: 894-900.

[56] MILZ S, NEUFANG J, HIGASHIYAMA I, et al. An immunohistochemical study of the extracellular matrix of the tarsal plate in the upper eyelid in human beings[J]. J Anat, 2005, 206:37-45.

[57] MOLLER-PEDERSEN T, EHLERS N. A three-dimension-al study of the human corneal keratocyte density[J]. Curr Eye Res, 1995, 14:459-464.

[58] MOLLER-PEDERSEN T, VOGEL M, LI H F, et al. Quantification of stromal thinning, epithelial thickness, and corneal haze after photorefractive keratectomy using in-vivo confocal microscopy[J]. Ophthalmology, 1997, 104: 360-368.

[59] MOLLER-PEDERSEN T, LI H F, PETROLL W M, et al. Confocal microscopic characterization of wound repair after photorefractive keratectomy [J]. Invest Ophthalmol Vis Sci, 1998, 39:487-501.

[60] MÜLLER L J, MARFURT C F, KRUSE F, et al. Corneal nerves: Structure, contents and function[J]. Exp Eye Res, 2003, 76:521-542.

[61] MÜLLER L J, VRENSEN G F, PELS L, et al. Architecture of human corneal nerves [J]. Invest Ophthalmol Vis Sci, 1997, 38:985-994.

[62] NAUMANN O H G. Pathologie des auges[M]. Berlin: Springer-Verlag, 1997:22-30.

[63] OLIVEIRA-SOTO L, EFRON N. Morphology of corneal nerves using confocal microscopy[J]. Cornea, 2001, 20:374-384.

[64] PARAZZA F, HUMBERT C, USSON Y. Method for 3D volumetric analysis of intranuclear fluorescence distribution in confocal microscopy[J]. Comput Med Imaging Graph, 1993, 17:189-200.